DR. SARAH STRAUB

Lebensmut trotz(t) Demenz

DR. SARAH STRAUB

Lebensmut trotz(t) Demenz

Wie wir Menschen mit Demenz einfühlsam und respektvoll begegnen.
Geschichten aus der Praxis

KÖSEL

FSC www.fsc.org
MIX
Papier | Fördert gute Waldnutzung
FSC® C014496

Penguin Random House Verlagsgruppe FSC® N001967

2. Auflage 2025

in der Penguin Random House Verlagsgruppe GmbH,
Neumarkter Straße 28, 81673 München
produktsicherheit@penguinrandomhouse.de
(Vorstehende Angaben sind zugleich
Pflichtinformationen nach GPSR.)

Umschlaggestaltung: buxdesign I München
unter Verwendung einer Illustration von Daniela Hofner
und einem Foto von © Hauke Dressler
Redaktion: Sabeth Ohl, Hamburg
Satz: Satzwerk Huber, Germering
Druck und Bindung: GGP Media GmbH, Pößneck
Printed in Germany
ISBN 978-3-466-34843-5

www.koesel.de

Inhalt

Vorwort

Mein Name ist Sarah Straub, und ich lebe zwei Leben – zwei vollkommen gegensätzliche Welten treffen in mir aufeinander. In dem einen bin ich Musikerin: Ich stehe auf der Bühne, komponiere, texte, singe und unterhalte. Alles, was ich dort tue, ist getragen von dem Wunsch, mein Publikum zu berühren und selbst berührt zu werden. In meinem anderen Leben bin ich Neurowissenschaftlerin, Diplom-Psychologin und Demenzexpertin. Hier leite ich eine Demenzsprechstunde an einem Universitätsklinikum und eine Online-Sprechstunde für pflegende Angehörige, bin also aktiv ins medizinische und pflegerische Versorgungssystem eingebunden, begleite Betroffene auf ihrem Weg mit der Erkrankung und unterstütze ihre Angehörigen in dieser herausfordernden Zeit. Dieses zweite Leben war nie geplant – es fand mich, als meine Großmutter an Demenz erkrankte.

Meine Erlebnisse als pflegende Enkelin haben mich und meinen Lebensweg verändert und mich zu der Person gemacht, die ich heute bin. Ja, ich bin Musikerin, Psychologin und Wissenschaftlerin – und doch schreibe ich dieses Buch weder ausschließlich aus der einen noch aus der anderen Perspektive. Ich schreibe es als der Mensch, der ich durch all meine Erfahrungen geworden bin – geprägt von den Begegnungen mit Erkrankten, ihren

Familien und Freunden, die mich tief berühren, bereichern und inspirieren.

Ich glaube von ganzem Herzen an ein gutes Leben mit Demenz, basierend auf Solidarität, Zusammenhalt und Nächstenliebe – selbst, wenn mich die Realität meines beruflichen Alltags in diesem Glauben immer wieder herausfordert. Manchmal fühle ich mich in meinen Sprechstunden wie ein Teil eines porösen, von Löchern durchsetzten Auffangnetzes für Menschen, die sich im Seiltanz des Lebens gerade im freien Fall befinden. So viele Familien fühlen sich alleingelassen, wissen überhaupt nicht, wie sie ein Leben mit Demenz organisieren sollen und kämpfen sich mehr schlecht als recht von Tag zu Tag. Und das, obwohl überall in Deutschland Entlastungs- und Unterstützungsangebote etabliert sind. Und auch das öffentliche Bewusstsein zunimmt. Das alles ist einfach nicht genug.

Familien, die einen an Demenz erkrankten Menschen begleiten, stehen vor sehr individuellen Herausforderungen, die ebenso individuelle Lösungen erfordern. Und die lassen sich nicht immer umsetzen. Auch ich stoße manchmal an meine Grenzen, weil ich nicht helfen kann, wie ich gerne helfen würde. Es fällt mir manchmal schwer, in den Feierabend zu gehen und die Geschichten der Familien zu verdrängen. Doch für mich ist es mehr als nur ein Beruf – es ist eine Aufgabe, die ich mit ganzem Herzen erfüllen möchte. Nicht nur aus Mitgefühl. Nicht aus moralischem Pflichtbewusstsein. Nicht, weil es guttut, Gutes zu tun. Ich muss und möchte helfen, um etwas zurückzugeben. Denn ich verdanke meinen Patienten alles. Die Arbeit mit ihnen und ihren Angehörigen ist sinnstiftend und inspirierend. Unsere Begegnungen verleihen mir eine Superkraft: die Fähigkeit, zu erkennen, was im Leben wirklich zählt. Wie schön dieses Leben eigentlich sein kann. Ich habe das Gefühl, dass Menschen mit Demenz ihr Herz auf der Zunge tragen und ihre Gedanken durch ihr Tun offenbaren.

Weil sie ihre geistigen Ressourcen verlieren und die Fassaden sozialer Konventionen wegfallen, sind sie authentisch. Wahrhaftig und echt. Ihr Lächeln pur und unverfälscht. Und ich möchte diese Gedanken in die Welt hinaustragen: Wie wert es ist, Menschen mit Demenz bedingungslos zu begegnen und sie in unsere Lebenswelten zu integrieren. Wie sehr unsere Gesellschaft, wir alle, profitieren können, wenn wir Menschen mit (welchen) Beeinträchtigungen (auch immer) auf Augenhöhe begegnen. Wie reich das Leben ist, wenn wir Nächstenliebe walten lassen. Wie viel wir von diesen Menschen und ihren Angehörigen lernen können.

Dies alles ist möglich, wenn wir die Herausforderungen des Lebens mit Demenz anerkennen. Ich verkläre nichts, bagatellisiere nichts und versuche nicht, die Realität schönzufärben. Ich bin eine von Ihnen, weil ich selbst pflegende Angehörige war und die wohl wichtigste aller Perspektiven auf das Thema Demenz am eigenen Leib erfahren habe. Zuerst war es meine Großmutter, dann mein Schwiegervater. Ich weiß genau, was es bedeutet, jemanden zu begleiten und irgendwann loslassen zu müssen. Gleichzeitig bin ich Wissenschaftlerin und beschäftige mich mit dem Stand der Ursachenforschung von Demenzerkrankungen. Zuletzt erlebe ich als Psychologin aus nächster Nähe, welchen Belastungen Menschen durch die Demenz eines Familienmitglieds ausgesetzt sind. Ich verstehe Ihre Situation. Die Belastung pflegender Angehöriger ist real. Gleichzeitig glaube ich fest daran, dass wir es als Gesellschaft schaffen können, Demenz als festen Bestandteil unseres Lebens zu akzeptieren und mutig neue Wege im Umgang damit zu finden. Und das bedeutet für mich vor allem, die Menschen nicht aus dem Blick zu verlieren. Erkrankte nicht auf ihre Diagnose zu reduzieren, sondern den Wert ihrer Person zu erkennen, die sie waren und weiterhin sind. Wenn ich in meinem Bekanntenkreis die Frage stelle, vor welchen Krankheiten sie am meisten Angst haben, lautet die Antwort häufig:

Demenz. Es herrscht nach wie vor dieses negativ geprägte Bild in der Bevölkerung. Natürlich erst einmal nachvollziehbar, weil viele in ihrem Umfeld schon einmal erleben mussten, wie schwer es war, als nahestehende Menschen erkrankten. An diesem Bild müssen wir rütteln. Denn Mut, sich dem Thema Demenz zu stellen, ist der Schlüssel, um unseren Mitmenschen mit Demenz einfühlsam und respektvoll zu begegnen. Davon bin ich überzeugt.

Lebensmut trotz(t) Demenz

Das Leben mit einer an Demenz erkrankten Person ändert alles. Man kann sich das kaum vorstellen, bevor man sich selbst in einer solchen Situation befindet. Einen lieben Menschen, den man vielleicht sein Leben lang kennt, immer weniger wiederzuerkennen, und sein Verhalten und seine Gefühle immer weniger nachvollziehen zu können – das ist auf ziemlich vielen Ebenen schmerzhaft und erschütternd. Es fühlt sich an, als verliere man Stück für Stück einen Teil von ihm – bei meiner Großmutter empfand ich es gar so, als würde ich auch einen Teil von mir selbst verlieren. Wer fängt uns auf in dieser Trauer, wenn wir als pflegende Angehörige doch gleichzeitig der sichere Hafen sein sollen? Während die Fähigkeiten unserer erkrankten Liebsten mit der Zeit schwinden, müssen wir von einem Moment auf den anderen immer mehr Fähigkeiten erlernen – vom Laien zum Experten – am besten in Lichtgeschwindigkeit. All die Herausforderungen, die eine Demenzerkrankung mit sich bringt, anzunehmen und als Teil unseres Lebens zu begreifen, erfordert Kraft und Mut zum Leben. Dieser Lebensmut kann Demenz als Schreckensszenario trotzen und neue Bedeutungen und Perspektiven eröffnen, die den Fokus auf Lebensqualität, wertvolle Momente und zwischenmenschliche Verbundenheit legen. Was wir brauchen, ist die Zuversicht, auch in schwierigen und unsicheren Lebensphasen weitermachen und Herausforderungen annehmen zu können.

Wie können Sie diesen Lebensmut in sich stärken, damit er Sie in schwierigen Momenten trägt? Wie können Sie ihn ganz neu entdecken? In den letzten fünfzehn Jahren bin ich ihnen immer wieder begegnet – den Menschen mit Demenz ebenso wie den pflegenden Angehörigen, die mir auf beeindruckende Weise ihren Lebensmut gezeigt haben. Mich von ihren Geschichten inspirieren zu lassen, gehört zu den wichtigsten Ankerpunkten meines eigenen inneren Wachstums. Diese Menschen ermöglichen mir, meinen eigenen Lebensmut zu stärken, indem sie mir zu Lehrmeistern werden. Ich blicke immer wieder staunend auf sie und lerne von ihnen. So wie ich den Erkrankten und ihren Angehörigen als Psychologin beistehe, so ermöglichen sie mir im Gegenzug, den Blick auf das eigene Leben zu verändern, den eigenen Horizont zu erweitern und, ja, immer wieder die Liebe als größte Kraftquelle des Lebens bestätigt zu wissen.

Lassen Sie mich Ihnen einige dieser ganz besonderen Geschichten erzählen und fühlen Sie ihnen nach, so wie ich ihnen nachfühlen durfte. Jedes Kapitel dieses Buchs erzählt eine Fallgeschichte, die Sie inspirieren, stärken und ermutigen soll – so wie mich die Begegnungen mit den Protagonist:innen dieser Geschichten inspiriert, gestärkt und ermutigt haben. Dabei geht es nicht darum, ob Sie in einer ähnlichen Lebenssituation wie die Protagonist:innen ähnliche Entscheidungen getroffen oder genauso resilient reagiert hätten. Vielmehr geht es darum, die Essenz dieser Geschichten zu erfassen, Vertrauen in Ihre eigenen Fähigkeiten zu gewinnen und daran zu wachsen. Ich möchte, dass Sie sich nach der Lektüre dieses Buchs stärker, mutiger und zuversichtlicher fühlen können.

Ich wünsche mir, dass Sie Volkmar kennenlernen, einen weitgereisten, hochgebildeten Mann Mitte 70, der Ihnen schildern wird, warum er glücklich ist – und das nicht nur trotz, sondern auch gerade mit seiner Demenzdiagnose. Oder Stefanie, die mehrere Familienmitglieder, teilweise in sehr jungen Jahren, an Demenz verlor und mit dem Wissen lebt, dass es sich in ihrer Familie um eine genetisch bedingte Demenzform handelt, welche mit einer Wahrscheinlichkeit von 50 Prozent auch sie treffen wird. Selten habe ich eine so lebensbejahende und starke junge Frau kennengelernt. Sie hat mir gezeigt, wie man sich trotz schwerer Schicksalsschläge die Fähigkeit bewahren kann, sich an den kleinen und großen Dingen des Lebens zu erfreuen, und wie es möglich ist, sich nicht von Angst oder Verzweiflung lähmen zu lassen, sondern den Blick bewusst auf das Positive zu richten. Ich möchte Ihnen zeigen, wie es möglich ist, Menschen mit Demenz auch in weiter fortgeschrittenen Stadien ihrer Erkrankung zu erreichen – sie dort abzuholen, wo sie sind, und mit ihnen auf eine Weise zu kommunizieren, die Verbindung schafft. Und welch wundervolle, berührende Begegnungen entstehen können, wenn wir ihnen liebevoll und auf Augenhöhe begegnen.

Ich werde Ihnen auch von besonders herausfordernden und schmerzlichen Schicksalen erzählen, die mit unermesslichem Leid verbunden waren. Doch auch hier haben die Beteiligten das Außergewöhnliche geschafft und ihren Lebensmut bewahrt. Sie haben gelernt, unveränderliche Umstände anzunehmen, ohne daran zu zerbrechen oder zu verbittern. Und trotz allem haben sie Wege gefunden, sich handlungsfähig zu fühlen und ihre Situation aktiv zu verbessern. Es sind Geschichten von Stärke, Hoffnung und einem unerschütterlichen Willen, dem Leben auch in der dunkelsten Stunde etwas Positives abzugewinnen.

Zusätzlich biete ich Ihnen in jedem Kapitel eine fachliche Einordnung, damit Sie – ganz nebenbei – Ihr Wissen über Demenzerkrankungen und den Umgang damit erweitern können.

Sollten Sie selbst pflegender Angehöriger oder pflegende Angehörige sein und sich momentan von den enormen Herausforderungen eines Lebens mit Demenz überwältigt fühlen, dann möchte ich Ihnen Mut machen: Es sind oft die ganz kleinen Schritte, die Sie gehen können und die nach und nach Ihre Situation verbessern. Geben Sie sich die Zeit, die Sie brauchen. Gehen Sie einen Schritt nach dem anderen. Einer der ersten ist mit Sicherheit, sich über Demenz und den Umgang damit zu informieren. Jede Veränderung, jedes Symptom, das Sie als Teil der Erkrankung richtig einordnen können, wird Ihnen ein Stück Ihrer Sicherheit zurückgeben, die Angst reduzieren und das Gefühl der Ohnmacht mindern können. Gleichzeitig wird Ihnen ein gutes Verständnis der bestehenden Versorgungsstrukturen Handlungsspielräume eröffnen, die Ihnen ein Gefühl von Kontrolle und Sicherheit vermitteln.

Ein weiterer Schritt kann darin bestehen, sich von den Erfahrungen und der Stärke anderer Betroffener inspirieren zu lassen. Genau dafür halten Sie dieses Buch in Händen. Ich erhoffe mir, dass Sie hier und jetzt die Welt durch meine Augen sehen können. Lassen Sie uns gemeinsam eine Perspektive auf das Thema Demenz entwickeln, die über Bürde, Verlust und Anstrengung hinausgeht. Mein größter Wunsch ist, dass Sie in den folgenden Geschichten lernen können, warum ein einfühlsamer und respektvoller Umgang mit Menschen mit Demenz nicht nur diesen selbst guttut, sondern unser aller Leben bereichert und schöner macht. Lebensmut trotz(t) Demenz!

»Es macht mich glücklich, dass ich mich glücklich fühlen kann« – Über einen lebensbejahenden Umgang mit einer Demenzdiagnose

Ich befinde mich in einer kleinen, schnuckeligen Wohnung bei Frankfurt am Main, und vor mir sitzt ein Mann mit knallbunten Socken an den Füßen. Mitte 70 ist er, aber man merkt ihm sein Alter nicht an. Ich beginne zu grinsen und strecke ihm mit kindlicher Freude meine eigenen Füße entgegen – meine Socken sind gelb, rot, grün, blau kariert. Wir lachen beide über unser Faible für diese wunderbaren Modesünden und vergessen fast, dass wir uns eigentlich gar nicht kennen. Ich fläze auf dem Sofa dieses Mannes, als sei ich schon hundertmal hier gewesen und wundere mich ein bisschen über mich selbst. Wobei – vielleicht auch nicht. Volkmar, so heißt der Mann, ist ein echter »Frauenversteher«, ein Gentleman der alten Schule, und er weiß eben ganz genau, was es braucht, damit man sich wohlfühlt. Beim Betreten seiner Wohnung hätte ich – würde ich es nicht besser wissen – darauf geschworen, dass hier eine Frau wohnt. Jede Ecke zeugt von liebevoll gestalteten Details: Lampen, die die einzelnen Wohnbereiche in ein warmes Licht hüllen, Regale mit Büchern und Souvenirs aus aller Welt, und eine Atmosphäre, die eine ganz persönliche Handschrift trägt. Es ist ungemein gemütlich hier, und Volkmar wirkt sehr zufrieden in seinem kleinen Reich.

Dabei ist dies gar keine gewöhnliche Wohnung. Erst der Blick aus dem Wohnzimmerfenster verrät, dass wir uns nicht in einem klassischen Mehrfamilienhaus befinden, sondern in einer betreuten Wohnanlage des Deutschen Roten Kreuzes. Volkmar lebt mit einer Alzheimer-Demenz und zog vor einiger Zeit hierher. Wenn sein Gesundheitszustand sich verschlechtert, möchte er bestmöglich versorgt sein. Und so fallen mir nach und nach Details auf, die von den Gedächtnisstörungen zeugen: Am Eingang und an den Wänden sind Erinnerungshilfen angebracht – Magnettafeln mit Notizen, Terminhinweisen, To-do-Listen. In regelmäßigen Abständen – an diesem wie an jedem anderen Tag – meldet sich die sprachgesteuerte virtuelle Assistentin »Alexa«, um Volkmar die Tagesstruktur zu erleichtern und ihn an seine Routinen zu erinnern: Sie sagt ihm, wann er seine Medikamente einnehmen muss, wann sein kognitives Training ansteht oder er eine Sporteinheit absolvieren sollte.

Ich habe Volkmar kennengelernt, als er sich im Frühjahr 2024 per Mail bei mir vorstellte, nachdem er ein Konzert meiner letzten Tournee besucht hatte. Er erzählte mir darin, dass er im Beirat »Leben mit Demenz« der Deutschen Alzheimer Gesellschaft tätig sei und in einem Vortrag von meiner Arbeit berichtet habe. Ich fühlte mich sehr geschmeichelt, war aber auch total fasziniert von Volkmars Arbeit in diesem Gremium. Ich hatte davon gehört, dass es diesen Beirat gibt, mich aber nie zuvor bewusst damit auseinandergesetzt. »Leben mit Demenz« besteht aus Personen, die selbst an Demenz erkrankt sind, und wurde ins Leben gerufen, um die Anliegen und Perspektiven der Betroffenen in die Arbeit der Deutschen Alzheimer Gesellschaft einzubringen. Das hat mich irgendwie beeindruckt, war es doch logisch, Menschen mit Demenz in die Gestaltung von Versorgungsstrukturen und Unterstützungsmöglichkeiten für betroffene Familien einzubeziehen. Selbstverständlich ist es nicht. Man ist eben gewohnt, nicht mit den Betroffenen, sondern für sie zu sprechen und zu entscheiden.

Volkmar und ich blieben in den nächsten Monaten in Kontakt und in mir wuchs der Wunsch, seine Sicht auf ein Leben mit einer Demenzdiagnose zu erfahren. Volkmar steht mitten im Leben, so wirkt es zumindest, wenn man ihn kennenlernt. Dabei weiß ich sehr wohl, dass er mitunter eine Fassade aufrechterhält, er sich selbst auch anders wahrnimmt und seine zunehmenden kognitiven Beeinträchtigungen sein Leben erschweren. Er ist eloquent und reflektiert und ich bin mir sicher, dass Menschen, die ihm begegnen, dazu neigen können, ihn zu überschätzen. Volkmars Demenzerkrankung ist nicht weniger real, nur weil er konstruktiv und lebensbejahend damit umgeht. Aber sie verliert in gewisser Weise ihren Schrecken, wenn man diesen Mann beobachtet, wie er da vor mir sitzt, mit seinen bunten Socken und einem strahlenden Lächeln im Gesicht. Dem möchte ich auf den Grund gehen. Verstehen, was er vielleicht anders macht als viele andere Erkrankte, denen ich begegne. Volkmar strahlt Zufriedenheit aus. Dabei ist sein Leben nicht immer leicht gewesen, man hätte sich auch vorstellen können, dass ihn eine gewisse Schwermut umgibt. Auch weil er mit einer Diagnose leben muss, für die wir keine Heilung kennen, die ihm nach und nach seine Selbstständigkeit nehmen wird und die zu stoppen nicht möglich ist. Volkmar hat sich entschieden, das Leben mit all seinen Facetten zu lieben und ich glaube, diese Entscheidung traf er in den gut 70 Jahren seines Lebens immer wieder gleich – auch schon als Kind.

Volkmar war auf den Tag genau zwei Jahre alt, als seine Eltern im Sommer 1950 mit seinem fünf Jahre älteren Bruder und ihm aus Thüringen über »die grüne Grenze« in den Westen flüchteten. Bis heute hat er den stechenden Gestank der frischen Tierhäute in der Nase, die auf dem Laster gestapelt waren, dessen Pritsche sie per Anhalter Richtung Frankfurt mitnahm. Für ihren Traum von einem neuen Leben hatte die Familie alles aufgegeben und besaß nun – so stelle ich mir das zumindest vor – nicht mehr als die Kleider, die sie alle am Leib trugen. Bettelarm müssen sie gewesen sein, doch Volkmar bleibt vage, als er mir davon erzählt.

In Frankfurt angekommen, hauste die Familie erst einmal in einem Badezimmer, aus dem sie samstags immer raus mussten – da war Badetag. Danach kamen sie in einem Bunker unter, der mehr einem Kellerverschlag glich, bis sie schließlich eine kleine Zweizimmerwohnung beziehen konnten. Volkmars Vater war schwer alkoholkrank. Er konnte die Familie nie ausreichend ernähren, sodass der kleine Volkmar früh in eine Rolle gedrängt wurde, die viel zu große Verantwortung mit sich brachte. Von der Mutter zu einer Art Vaterersatz gemacht, sah er sich in der Pflicht, für Essen zu sorgen und die Familie über Wasser zu halten. Regelmäßig bettelte Volkmar, mit einer Schüssel in seinen Kinderhänden, in einem Fischgeschäft um etwas Fischsoße – immer hoffend, dass sich ein kleines Stück Fisch darin verirrt haben könnte. Und in einem Restaurant bat er jede Woche um Reste der dort zubereiteten Schlachtplatten. Für seine Familie war er ein König, wenn er es schaffte, etwas Wurst zu beschaffen.

Man könnte nun meinen, dass ein solcher Start ins Leben einem Kind einen ähnlichen Weg vorzeichnet, den seine Eltern gegangen waren: Wirkt sich Armut nicht auch negativ auf die schulischen Leistungen aus, da den Familien die Ressourcen fehlen, um die Kinder zu unterstützen? Tatsächlich belegen wissenschaftliche Untersuchungen, dass Kinder aus solchen Haushalten bis heute geringere Chancen auf eine höhere Bildung haben[1] und auch ein erhöhtes Risiko für psychische Probleme.[2] Die finanziellen Sorgen der Eltern können sich auf die Kinder übertragen und bei ihnen Ängste und Unsicherheiten auslösen, die sie auch im Erwachsenenalter begleiten. Umso erstaunlicher ist, wie Volkmar schon als junger Mensch mit seiner Lebenssituation umzugehen wusste: Er muss vor Energie und dem unbedingten Wunsch voranzukommen, gestrotzt haben.

Nach der Schule schaffte er die Aufnahmeprüfung für eine Lehre zum Fernmeldemonteur, richtete sich im Schlafzimmer seiner Eltern ein winziges Schreibtischeckchen her und stürzte sich in die Arbeit, paukte für die Ausbildung und holte, ganz nebenbei, im Fernstudium noch sein Abitur nach. Liebenswert und angepasst, so beschreibt Volkmar sein Kindheits-Ich. Dass er sich als junger Mann bei den Pfadfindern engagierte und eine Gruppe fast Gleichaltriger anführte, passt gut zu diesem Bild. Ich stelle ihn mir als einen jungen Menschen voller Träume und Ideale vor, der es vermochte, trotz aller Widrigkeiten ein Vertrauen in die Welt zu entwickeln; der voller Neugierde und Vorfreude in das Abenteuer Leben startete.

Und so begann Volkmar mit 18 Jahren ein Studium an der neu gegründeten Fachhochschule für Sozialarbeit in Frankfurt. Einfach war es anfangs nicht – es fiel ihm schwer, auf andere zuzugehen und sich zu öffnen. Da entpuppte sich sein folgender Zivildienst in Gießen als wichtige Weichenstellung für sein weiteres Leben: Hier lernte er seinen besten Freund fürs Leben kennen und das, wie er mir mit Strahlen in den Augen sagt, »schönste Lebensglück«: seine Frau Gertraude. 44 Jahre sollten sie gemeinsam verbringen, »sie war die tollste Frau der Welt«, sagt Volkmar.

Als sie sich kennenlernten, war er als Zivildienstleistender kaserniert, sie als Krankenschwester in einem Schwesternwohnheim untergebracht. Um in ein Doppelzimmer ziehen zu dürfen, musste man ein Ehepaar sein – also taten sie, was nötig war, und heirateten, frisch verliebt und Knall auf Fall. An einem ersten April versteht sich, so viel Spaß muss sein, war die Aktion doch erst mal nur Mittel zum schönen Liebeszweck. Ich weiß, wie Volkmar das meint, wenn er mir davon erzählt, weil es am Ende überhaupt kein Aprilscherz war: Sie war die Frau seines Lebens und er muss es vom ersten Moment an gewusst haben. Beneidenswert.

Nach dem Studium zum Diplom-Sozialarbeiter studierte Volkmar noch berufsbegleitend an der Uni Frankfurt Diplom-Pädagogik. Später baute er ein Berufsbildungszentrum in Frankfurt auf und leitete es. Er führte Mitarbeiter, die meist doppelt so alt waren wie er und wurde, auch weil er flache Hierarchien einführte, sehr erfolgreich und beliebt. Er stieg weiter auf – bis in die leitende Geschäftsführung eines Konzerns mit 14 000 Mitarbeiterinnen und Mitarbeitern. Nach der Wende kümmerte er sich um Projekte wie den Aufbau beruflicher Bildungsstrukturen in Thüringen und Polen, sein Job forderte ihn Tag und Nacht, sieben Tage die Woche.

Mit 45 Jahren bekam er die Rechnung: »Burn-out«. Doch was genau dies bedeutete, überspringt Volkmar, als er mir davon erzählt. »Die Power und Motivation, mich selbst aus dem Sumpf zu ziehen, kam schnell zurück«, sagt er, und ich glaube ihm, dass diese Gabe ihm sein Leben lang ein Schlüssel zum Glück (gewesen) sein muss.

Er traf infolge seiner Erschöpfung eine lebensverändernde Entscheidung: Er wollte mit seiner Frau eine Weltreise unternehmen. Er bereitete alles minutiös vor, Manager eben, Volkmar konnte nicht aus seiner Haut. Und sie gaben gemeinsam ihre »bürgerliche Existenz« auf, wie Volkmar sagt, verkauften ihr Haus, übergaben ihr Vermögen an einen Verwalter und ließen die Frage nach einer Rückkehr offen. Sollte es ihnen irgendwo besonders gut gefallen, würden sie einfach bleiben. Diese Freiheit wollten sie leben.

Das Ehepaar begann seine Reise in Singapur und Indonesien und alles fühlte sich nach einem großen Abenteuer an. Sie tauchten tief in fremde Kulturen ein, lebten zum Beispiel auf der Insel Borneo nicht als Touristen, sondern als Freunde der Einheimischen. Sie schliefen auf Teppichen, inmitten von Menschen, die nichts von materiellem Wert besaßen, aber jeden Tag mit einem Lächeln begannen. Drei Jahre lang waren Volkmar und Gertraude unterwegs, von Laos bis Alaska. Jeden Tag neue Eindrücke, jeden Tag unendlich viel Zeit für ihre Liebe.

Dann kam die große Zäsur: Die beiden Weltenbummler erfuhren, dass ihr ganzes Geld weg ist. Sie waren pleite und mussten die Reise abbrechen. Ihr Vermögensverwalter hatte ihr Geld nicht verwaltet, sondern »durchgebracht«, wie Volkmar es formuliert. Sie waren von einem Moment auf den anderen »arm wie Kirchenmäuse«, mussten nach Hause fliegen und konnten zum Glück in Gertraudes Elternhaus im Spessart ziehen. Alles auf Anfang. Volkmar sollte sich von dieser finanziellen Misere nie mehr ganz erholen.

Er zog sich auch dieses Mal wieder aus dem Sumpf. Volkmar entschied sich dafür, beruflich neue Wege zu gehen, und begann, als Journalist zu arbeiten. Das war für ihn kein Kompromiss, sondern eine Neuausrichtung, um seiner eigentlichen Begabung und Leidenschaft zu folgen. Gemeinsam mit seinem besten Freund arbeitete er für eine Fachzeitschrift, die sich mit Komplementärmedizin, also alternativen Heilmethoden, beschäftigte. Volkmar war sich bewusst, dass er in einer Nische tätig sein würde, die weder wirtschaftliche Entlastung noch Erholung bringen würde. Trotzdem: Das Schreiben und die Begegnungen mit Menschen erfüllten ihn zutiefst.

Einige Jahre nach der Weltreise starb Gertraude, Liebe und größtes Glück seines Lebens. »Verschieb nichts aufs Alter« – das sei immer sein Motto gewesen, erzählt Volkmar, und es habe sich als richtig erwiesen. Die gemeinsame Weltreise habe ihm wertvolle Zeit mit seiner geliebten Frau geschenkt, von der er bis heute zehre.

Ich muss schlucken, als er das erzählt. Er hat so viel erlebt und getragen in seinem Leben, dabei haben wir seine Demenzdiagnose noch gar nicht angeschnitten. Ich spüre und sehe ihm an, dass er seinen Frieden hat mit all dem, was das Schicksal ihm abverlangte. Und ich kann nun besser verstehen, warum es ihm gelingt, auch mit seiner Demenzerkrankung lebensbejahend umzugehen. Auch da hat er sich »wieder selbst aus dem Sumpf gezogen«, wie Volkmar sagen würde. Für ihn gibt es keine Alternative. Ein Zufallsbefund vor drei Jahren sei das gewesen, sagt er, als er wegen einer anderen Frage ein MRT vom Kopf habe machen lassen. Obwohl: So ganz zufällig war es doch nicht. Er hatte immer mal wieder kleine Gedächtnislücken bemerkt, aber eine neuropsychologische Untersuchung blieb ohne Befund. Im Bild vom Kopf habe man dann einen Hirnabbau festgestellt, der nicht zu seinem Alter passte. Volkmar stellte sich in der Gedächtnissprechstunde der Uniklinik Mainz vor. Hier wurde aus einem vagen Verdacht Gewissheit. Beginnende Alzheimer Demenz. Es war ein Schock und er stellte sich – wie wahrscheinlich viele Menschen in einer solchen Situation – schon die »finale Phase« der Erkrankung vor. Er hatte erst einmal unendlich viel Angst.

Volkmars Leben war schön gewesen zu der Zeit, auch ohne viel Geld reiste er ab und zu – er habe Kreuzfahrten gemacht, sei viel Fahrrad gefahren. Und jetzt: Demenz? Das war ein besonders tiefer Sumpf, aus dem er sich nun wieder am eigenen Schopf herausziehen wollte.

Volkmar begann, wie er selbst sagt, »zu seinem eigenen wissenschaftlichen Projekt zu werden«, um sich bestmöglich gegen die Krankheit zu wehren. Er las alles, was er über Demenz finden konnte, eignete sich umfangreiches Wissen an und schaffte es so, die Angst vor ihr zu überwinden. Und wenn sie doch einmal an seine Tür klopft – vor allem in den Momenten, in denen er merkt, dass sie fortschreitet – lässt er sie nicht herein. Er gibt der Demenz so wenig Raum wie möglich und ist überzeugt, dass er aktiv gegen sie ankämpfen kann.

Volkmar lebt heute ein ganz anderes Leben als früher, alles ist darauf ausgerichtet, dem Alzheimer ein Schnippchen zu schlagen. Er stellte seine Ernährung auf mediterrane Kost um, integrierte Sport und Hirnleistungstraining in seinen Alltag und suchte sich »massiv soziale Kontakte«, wie er sagt. Er begann, sich ehrenamtlich zu engagieren, und ist inzwischen der offiziell benannte Hospizbetreuer in seiner Wohnanlage. Darüber hinaus verbringt er viel Zeit im ortsansässigen Kulturbahnhof, unterstützt seine Nachbarn oder hält Vorträge über seine Erkrankung. Sein Arzt und seine Psychotherapeutin begleiten ihn dabei als wichtige Stützen. Volkmar zeigt eindrucksvoll, wie man mit Entschlossenheit, Wissen und einem aktiven Lebensstil der Krankheit entgegentreten kann – und wie es möglich ist, trotz einer Alzheimer-Diagnose ein erfülltes und selbstbestimmtes Leben zu führen.

Es berührt mich, wie stark Volkmar wirkt, und gleichzeitig denke ich in diesem Moment an all diejenigen meiner Patienten, denen solch ein Weg verwehrt bleibt. Demenzerkrankungen verlaufen sehr individuell und es ist von ganz unterschiedlichen Faktoren abhängig, wie die Menschen direkt nach der Diagnosestellung damit umgehen können. Ich schaue diesen lebensfrohen Mann in seiner gemütlichen Wohnung an und mir wird bewusst, was für ein Glück er hatte, dass der Krankheitsprozess sehr früh erkannt wurde. So war Volkmar in der Lage, die Situation vollumfassend zu durchblicken, zu werten und Veränderungen in seiner Lebensführung vorzunehmen, die keinerlei Unterstützung von außen bedeuten mussten. Zusätzlich half ihm ein hohes Bildungsniveau, was sich nachweislich positiv auf den Krankheitsverlauf auswirken kann. Die sogenannte Fallhöhe ist in seinem Fall einfach höher. Viele Patienten kommen deutlich später zu uns in die Gedächtnissprechstunde. Zu diesem Zeitpunkt haben sie oft schon erhebliche Schwierigkeiten, ihren Alltag zu bewältigen, und sind nicht mehr ausreichend in der Lage, allein zurechtzukommen. Warum das so ist? Zum Beispiel, weil wir Menschen, die uns nahestehen, anders beobachten, als Außenstehende es tun würden.

Ich muss gar nicht als Psychologin zu Ihnen sprechen, wenn ich das einordne, es ist eigentlich besser, Ihnen von meinen eigenen Erfahrungen als Angehörige von Menschen mit Demenz zu erzählen. Als meine Großmutter sich veränderte, habe ich es lange einfach nicht wahrhaben wollen. Jede kleine Seltsamkeit verbuchte ich unter »normalem Älterwerden«, sprach sie gar nicht darauf an, wollte sie nicht beunruhigen. Und schon gar nicht wollte ich, dass sie sich schämt. Mit ihr ein offenes Gespräch zu führen – allein die Vorstellung bereitete mir unerträgliches Unbehagen. »Demenz« war ein schreckliches Wort, das ein großes Tabu bedeutete. Heute würde ich natürlich alles anders machen, aber woher hätte ich denn damals wissen sollen, was »normal« ist und was nicht?

Die Menschen kommen also häufig recht spät, um mögliche demenzielle Veränderungen abzuklären, und haben dann nicht mehr die Ressourcen, der Erkrankung so selbstbestimmt und aktiv entgegenzutreten wie Volkmar. Sie benötigen bereits Unterstützung durch nahestehende Personen, um Therapien zu organisieren, Arzttermine auszumachen oder soziale Kontakte zu pflegen. Eine gute Ausgangsposition, um die Erkrankung bestmöglich einzudämmen, sieht anders aus.

In all diese Gedanken vertieft, sitze ich immer noch auf Volkmars Sofa, esse inzwischen allerlei Süßkram, den er mir vor die Nase setzt und den ich schmunzelnd irgendwie unter »mediterrane Kost« verbuche. Es ist nicht so, dass es damals nur an mir lag, dass meine Oma nicht zum Arzt gegangen ist. Ich war nicht schuld, auch wenn ich das jahrelang geglaubt habe. Oma hatte wie viele andere Erkrankte eine gute Fassade aufrechterhalten. Sie konnte ihre Defizite super verstecken und ich habe vieles gar nicht richtig bemerken können. Ich fühle mich traurig und esse noch mehr von Volkmars leckeren Süßigkeiten.

Volkmar reißt mich aus meinen Gedanken, als er sagt, er habe das Gefühl, seine Erkrankung schreite voran; er erwähnt es an diesem Tag immer wieder mal, so auch jetzt. Ich sehe ihn in meiner Rolle als Neuropsychologin an und möchte seiner Beobachtung nicht zu viel Bedeutung beimessen – weiß gleichzeitig aber, dass ich sie nicht leichtfertig übergehen darf. Ich wünsche ihm, dass er sich in seinen Sorgen ernst genommen fühlt, ohne dass diese Sorgen seine unglaubliche Stärke und Zuversicht überschatten. Und so stelle ich ihm die vielleicht etwas grenzüberschreitende Frage, wie das Leben mit dieser Erkrankung für ihn sei. Volkmar sieht mich mit seinen freundlichen Augen an und sagt: »Es macht mich glücklich, dass ich mich glücklich fühlen kann. Es fehlt mir an nichts und so bedrohlich die Erkrankung auch sein mag, so hat sie mir auch einen großen Benefit gebracht.« Ich muss in diesem Moment überrascht auf ihn gewirkt haben, denn er erklärt mir sogleich, die Erkrankung habe sein Leben auf den Kopf gestellt und ihm Forderung und Förderung ermöglicht. Er liebe neue Herausforderungen und den Kontakt zu Menschen. Und öffentlich über seine Erkrankung zu sprechen, gebe ihm Kraft. Er sei dankbar für all die wunderbaren Begegnungen, die er nun erleben dürfe. Er erlebe das alles mit viel Demut. Das seien alles Geschenke. Und er klingt sehr zufrieden, als er für sich zusammenfasst: »Würde ich heute abtreten müssen, so sage ich: Ich habe ein tolles Leben gehabt. Ich habe keine Angst vor dem Ende.«

Seine Worte klingen noch wohlig in mir nach, als wir uns verabschieden. Bevor ich gehe, fotografieren wir uns lachend gegenseitig, und Volkmar zeigt mir voller Stolz seine Sammlung bunter Socken. Zum Abschied umarme ich ihn fest. In diesem Moment wird mir klar, dass ich heute nicht nur eine bereichernde Begegnung mit einem faszinierenden Menschen hatte, sondern etwas viel Wertvolleres gewonnen habe: einen Freund.

WISSEN KOMPAKT: Erkenntnisse für den Alltag mit Demenz

Wussten Sie, dass Demenz ein Überbegriff ist für ganz unterschiedliche Erkrankungsbilder? Demenz bezeichnet den Verlust der kognitiven Funktionen, also Fähigkeiten wie Denken, Erinnern, Orientieren oder das Verknüpfen von Denkinhalten. Dieser Verlust führt dazu, dass alltägliche Aktivitäten zunehmend nicht mehr eigenständig bewältigt werden können. Die Alzheimer-Demenz ist mit etwa zwei Dritteln der Betroffenen die häufigste und daher auch bekannteste Form der Demenz. Sie entsteht, weil nach und nach Nervenzellen im Gehirn absterben, was zu einem fortschreitenden Verlust der geistigen Fähigkeiten führt. Besonders betroffen sind zu Beginn der Erkrankung Nervenzellen im Hippocampus, der in seiner Form einem Seepferdchen ähnelt und daher nach ihm benannt wurde. Diese Hirnregion ist besonders wichtig für unser Gedächtnis und unsere Fähigkeit, Neues zu lernen. Er ist wie eine Art Speicherzentrale, die darüber entscheidet, welche Erinnerungen ins Langzeitgedächtnis überführt werden. Außerdem unterstützt er uns bei der Navigation und dabei, uns an Orte oder Wege zu erinnern, und spielt eine Rolle bei der Verknüpfung von Gefühlen mit Erinnerungen. Genau deshalb haben Menschen mit Alzheimer-Demenz anfangs auch schon früh (schleichend beginnende und fortschreitende) Gedächtnisstörungen und Orientierungsschwierigkeiten. Die Nervenzellen sterben ab, weil bestimmte Proteine, die innerhalb und außerhalb der Zellen vorkommen, verklumpen und mit der Zeit sowohl die Kommunikation zwischen den Zellen als auch deren Versorgung mit Nährstoffen stören. Warum dies geschieht, ist wissenschaftlich noch nicht vollständig geklärt. Im Verlauf der Erkrankung breitet sich dieses Zellsterben dann wie ein Lauffeuer über immer größere Bereiche des Gehirns aus. Dementsprechend verlieren die Betroffenen immer mehr Fähigkeiten im Alltag.

Am Anfang sind es vielleicht nur Kleinigkeiten, die auffallen – ein verlegter Autoschlüssel hier, ein vergessener Termin da, ein entfallener Name. Mit der Zeit werden selbst scheinbar routinierte Alltagstätigkeiten zunehmend zur Herausforderung: die Bedienung des Handys oder der Waschmaschine oder das Bezahlen an der Kasse mit der EC-Karte. Irgendwann bereitet selbst das Wechseln der Kleidung Schwierigkeiten, Handlungsabfolgen werden unklar, eine zunehmende Hilflosigkeit entsteht. Die Erkrankung mündet unweigerlich in eine Pflegebedürftigkeit und die Betroffenen benötigen im Verlauf bei allen täglichen Verrichtungen Unterstützung oder können sie gar nicht mehr selbst übernehmen.

Wie schnell oder wie langsam diese Verschlechterungen eintreten, wie schnell oder wie langsam die Erkrankung fortschreitet, ist im Einzelfall nicht vorhersehbar. Es gibt Patient:innen, die einen sehr milden Verlauf haben und ihre Beeinträchtigungen lange Zeit ausgleichen und kompensieren können – so wie Volkmar. Andere sind schon innerhalb von ein bis zwei Jahren hilflos im Alltag. Die Ungewissheit über den Verlauf der Erkrankung erleben die Betroffenen und ihre Angehörigen als besonders belastend. Die meisten Familien, die in unsere Gedächtnissprechstunde kommen, wünschen sich eine klare Aussage über die Zeit, die sie noch haben. Doch diese können wir nicht treffen und bleiben selbst frustriert darüber zurück. Untersuchungen zeigen, dass die durchschnittliche Erkrankungsdauer bei Alzheimer-Demenz bei acht bis zehn Jahren[3] liegt, wobei genetische Faktoren[4], das Alter bei Krankheitsbeginn[5], das Geschlecht[6] und Begleiterkrankungen eine Rolle zu spielen scheinen.

Der Verdacht auf eine Alzheimer-Demenz ergab sich bei Volkmar nach einer bildgebenden Untersuchung, einer Magnetresonanztomografie (MRT), welche eine strukturelle Aufnahme des Gehirns ermöglicht. Wir machen dabei quasi »scheibchenweise« Fotos vom Gehirn – von vorne nach hinten, von oben nach unten, je nach Fragestellung. Hirnwindungen stellten sich zu schmächtig dar, als man es bei einem Mann seines Alters erwartet hätte, sodass die Ärzte eine krankheitsbedingte Schrumpfung des Gehirns vermuteten. Solch eine einzelne Auffälligkeit in einer einzigen Untersuchung reicht nicht aus, um eine Demenzdiagnose zu stellen, auch wenn im radiologischen Befund der Verdacht auf eine Demenzerkrankung beschrieben wurde. Solche Veränderungen können auch mal »anlagebedingt« sein, also ohne krankheitsbedingten Prozess ein Leben lang bestanden haben. Daneben können andere Erkrankungen, beispielsweise infektiöse, stoffwechselbedingte oder traumatische Ereignisse einen Hirnschwund auslösen. Bei Verdacht auf Demenz sollte eine ausführliche Diagnostik durchgeführt werden, genauso wie Volkmar es auch in seinem Fall erlebt hat, um genauer abklären zu lassen, ob der Verdacht sich mit weiteren Befunden erhärten lässt.

Eine ausführliche Demenzdiagnostik beinhaltet verschiedenste Untersuchungen, die nur in einem fachärztlichen Setting durchgeführt werden können. Dennoch ist ein erster Termin bei der eigenen Hausärzt:in sinnvoll, da diese:r (normalerweise) die Krankheitsgeschichte der Person kennt und in der Lage ist, eine erste Einschätzung vorzunehmen. Hierfür kann ein kognitiver

Kurztest herangezogen werden (z. B. der Mini Mental Status Test, MMST), der ein grobes erstes Screening möglicher Defizite in der geistigen Leistungsfähigkeit zulässt. Wünschenswert wäre es außerdem, einen nahestehenden Menschen einzubeziehen, der den Betroffenen oder die Betroffene gut kennt und häufig trifft, um Auffälligkeiten aus seiner Sicht zu schildern.

Die Hausärztin oder der Hausarzt kann dann für eine genauere Demenzdiagnostik zu einer Fachkollegin beziehungsweise einem Fachkollegen überweisen. Das sind in der Regel Psychiater:innen und Neurolog:innen. Es ist nun wichtig, körperliche oder neurologische Ursachen der kognitiven Beeinträchtigungen zu identifizieren. Dazu gehört die Überprüfung der Nervenbahnen, der Augenbewegungen, der Koordination, des Gleichgewichts, der Reflexe sowie des Herz-Kreislauf-Systems. Ein ausführliches Anamnesegespräch mit dem oder der Patient:in und den Angehörigen ist entscheidend, um die beobachteten Veränderungen im Alltag sowie deren Ausmaß und zeitlichen Verlauf besser einordnen zu können. Ferner lassen sich hier erste Rückschlüsse auf psychiatrische Erkrankungen ziehen und weiter untersuchen. Bildgebende Verfahren wie die Magnetresonanztomografie (MRT) unterstützen dabei, Hirnschädigungen sichtbar zu machen. Eine Untersuchung des Nervenwassers (Liquor) ist wichtig, um spezifische Biomarker zu bestimmen, die auf eine Alzheimer-Demenz hinweisen, und um andere Ursachen wie entzündliche Prozesse im zentralen Nervensystem auszuschließen. Bluttests überprüfen den Vitaminstatus, die Schilddrüsenfunktion, Elektrolyte (z. B. Natrium, Kalium, Magnesium, Calcium) sowie Leber- und Nierenwerte. Eine umfassende neuropsychologische Untersuchung, die die geistige Leistungsfähigkeit in verschiedenen Bereichen einschätzt, ermöglicht Rückschlüsse auf die betroffenen Hirnregionen.

Am Ende dieses Prozesses trägt die behandelnde Ärztin oder der behandelnde Arzt alle Befunde zusammen und stellt eine

Diagnose, die dann in einem abschließenden Gespräch mitgeteilt und erklärt wird. Dabei wird eine Demenzdiagnose – außer sie ist eindeutig durch eine Genveränderung verursacht – immer mit einer bestimmten Wahrscheinlichkeit gestellt. Eine hundertprozentige Sicherheit erlangen wir nur, wenn wir die krankheitsbedingten Prozesse im Gehirn selbst betrachten würden, was zu Lebzeiten der Patient:innen nicht möglich ist. So bleibt uns – gerade in Fällen, in denen nicht alle Untersuchungsergebnisse eindeutig sind – nur, die Diagnose im Verlauf zu bestätigen. Dies bedeutet, dass bei Verdacht auf eine Alzheimer-Demenz eine Verlaufsbeurteilung sinnvoll sein kann, um mit einem gewissen zeitlichen Abstand zu kontrollieren, ob sich der Zustand der Person wirklich verschlechtert. Sollte sich die geistige Leistungsfähigkeit nicht verändern, so muss unter Umständen noch einmal ein erneuter diagnostischer Prozess erfolgen, um andere Ursachen für die stagnierenden kognitiven Defizite zu prüfen.

Volkmar war nicht nur bei einem:einer Fachärzt:in für Neurologie, sondern ließ sich in eine Gedächtnissprechstunde überweisen, die auf die Diagnostik von Demenzerkrankungen spezialisiert ist. Hier wurden verschiedene Untersuchungen durchgeführt an deren Ende die Diagnose Alzheimer stand. Volkmar hatte, wie bereits erwähnt, großes Glück, dass die Erkrankung in einem sehr frühen Stadium erkannt worden war, als er noch kaum Einschränkungen im Alltag wahrnehmen konnte. Nun war es ein wichtiger Teil der Krankheitsverarbeitung für ihn, seinen Lebensstil gezielt zu verändern, und er hatte die kognitiven Ressourcen, dies selbstbestimmt zu tun. Dabei spielt sein hohes Bildungsniveau eine wichtige Rolle. Menschen, die ihr Leben lang komplexen und geistig anspruchsvollen Tätigkeiten nachgegangen sind, verfügen häufig über eine Art Puffer, wenn demenzielle Erkrankungen drohen. Dieser Puffer ermöglicht es ihnen, in Tests zur geistigen Leistungsfähigkeit über einen längeren Zeitraum unauffällig abzuschneiden und fortschreitende Hirnschädigungen besser zu kompensieren als Personen, die sich kaum mental fordern oder nur ungern Neues lernen. Ich glaube, dass Volkmar sehr davon profitiert, sein Leben lang mit viel Neugier und Freude durchs Leben gegangen zu sein. Diese Eigenschaften nutzt er jetzt. Die Anpassungen in seinem Lebensstil zielen darauf ab, das Risiko einer Demenzerkrankung zu senken beziehungsweise den Fortschritt der bestehenden Erkrankung zu verzögern. Untersuchungen zeigen, dass dabei grundsätzlich ein multifaktorieller Ansatz, der Sport, eine gesunde Ernährung, Stressreduktion, ausreichend Schlaf, Vermeidung von Nährstoffmängeln und Schadstoffen, mentale Gesundheit sowie soziale Kontakte umfasst, besonders effektiv ist und dieser einer rein medikamentösen Behandlung von kognitiven Defiziten überlegen ist.[7]

Lassen Sie uns einige dieser Faktoren näher betrachten. Sport beispielsweise spielt tatsächlich eine wichtige Rolle für den Erhalt der geistigen Gesundheit. Es gibt eine Vielzahl von Studien, die den Wert regelmäßiger körperlicher Ertüchtigung belegen – Sport hilft, das Risiko für Herz-Kreislauf-Erkrankungen ebenso zu senken wie das Risiko für demenzielle Entwicklungen.[8] Daneben hat Bewegung einen positiven Einfluss auf die geistige Gesundheit, indem sie Gene, Proteine und andere neuronale Faktoren reguliert und fördert, die direkt Gedächtnis, Stimmung, Verarbeitung und Wachstum beeinflussen.[9] Besonders wertvoll sind bisherigen Untersuchungen zufolge regelmäßiges aerobes Training (moderates Ausdauertraining, welches über einen längeren Zeitraum aufrechterhalten werden kann), Krafttraining und Übungen, welche die Körperbewegung und geistige Achtsamkeit kombinieren.[10] Fühlen Sie sich bitte nicht benachteiligt, sollten Sie körperliche Einschränkungen haben. Viele Menschen leben mit unterschiedlichsten körperlichen Erkrankungen und Defiziten, welche sportliche Aktivitäten limitieren. Tun Sie, was eben möglich ist, und passen Sie die Intensität des Trainings an Ihren Gesundheitszustand und Ihre Fitness an. Beziehen Sie unter Umständen eine:n Ärzt:in ein, um sich hierfür beraten zu lassen, und nutzen Sie spezielle Angebote für Ihre Bedürfnisse.

Auch unsere Schlafqualität spielt eine Rolle für die geistige Gesundheit. Während des Schlafens werden neue Gedächtnisinhalte ins Langzeitgedächtnis überführt, Abfallstoffe aus den Zellen transportiert und Schäden an Zellen repariert sowie Verbindungen zwischen Nervenzellen gestärkt beziehungsweise neu organisiert.[11] Wir brauchen ihn also dringend, um zu regenerieren. Schlafstörungen erhöhen das Risiko für die Entwicklung einer Demenz einschließlich der Alzheimer-Erkrankung.[12] Seien Sie also achtsam gegenüber Ihrer Schlafqualität und sprechen Sie mit Ihrem:Ihrer behandelnden Ärzt:in, sollten Sie dauerhaft Probleme haben, ein- oder durchzuschlafen. Hierbei ist auch die Betrachtung des eigenen Stresslevels sinnvoll. Schlafstörungen können eine Folge von chronischem Stress sein und einem Unvermögen, sich zu entspannen. Da chronischer Stress ebenfalls eine Rolle für die Begünstigung von Demenzerkrankungen spielt, ist es umso wichtiger, hier tätig zu werden, sollten Sie sich in Ihrem Alltag überlastet fühlen.[13]

Volkmar lässt sich von seiner sprachgesteuerten virtuellen Assistentin Alexa regelmäßig daran erinnern, kognitives Training zu absolvieren. Wir müssen uns fordern, um fit zu bleiben, unser Gehirn trainieren wie Sportler:innen ihre Muskulatur. Alles, was wir neu lernen, schafft auf physiologischer Ebene neue Verbindungen zwischen Hirnnervenzellen und macht sie resistenter gegenüber Schädigungen. Die Studienlage zeigt, dass eine Kombination aus physischem und kognitivem Training besonders effektiv ist.[14]

Ob Sie sich hierbei für ein kommerziell erwerbbares kognitives Trainingsprogramm entscheiden sollten? Diese Frage kann ich schwer beantworten. Meiner Erfahrung nach ist der wichtigste

Faktor, dass Sie sich mit etwas beschäftigen, was Ihnen Freude bereitet und Sie anregt, fordert und stimuliert. Das muss nicht unbedingt etwas sein, was Sie kaufen müssen. Die Regelmäßigkeit macht den Unterschied. Suchen Sie sich etwas, für das Sie sich ohne große Anstrengung motivieren können. Bleiben Sie interessiert an der Welt und lernen Sie von ihr.

Eine gesunde Ernährung basiert darauf, frische nährstoffreiche Lebensmittel zu verzehren und auf industriell verarbeitete Produkte so gut es geht zu verzichten. Gerade Fertiggerichte und Snacks wie Chips und Süßigkeiten enthalten häufig große Mengen an zugesetztem Salz und Zucker sowie sogenannten Transfetten, die das Risiko für Herz-Kreislauf-Erkrankungen und Schlaganfälle erhöhen oder den Cholesterinspiegel negativ beeinflussen. Durch die Verarbeitung sind oft keine Vitamine, Mineralstoffe und Ballaststoffe mehr enthalten, sodass die übrigen »leeren Kalorien« keinen echten Nährwert für unsere Zellen bieten können. Auch künstliche Farbstoffe oder Aromen, die in vielen industriell hergestellten Lebensmitteln enthalten sind, können langfristig die Gesundheit beeinträchtigen. Zuletzt wird auch die Gesundheit der Darmflora beeinträchtigt, was mit zahlreichen Erkrankungen wie Übergewicht, Depression und Immunschwächen assoziiert ist.

Es ist einfach wichtig, ein Bewusstsein für die Chancen einer gesunden Ernährung zu entwickeln. Studien verdeutlichen, dass es vor allem die mediterrane Ernährung ist, welche unserem Körper und damit auch unseren Hirnnervenzellen all die Nährstoffe optimal zur Verfügung stellt, die er braucht, um gesund zu bleiben. Mediterran bedeutet übrigens weder Pizza noch Pasta oder Rotwein. Spaß beiseite, natürlich wissen Sie das. Es geht um Früchte, Gemüse, Nüsse, Getreide, Hülsenfrüchte und Olivenöl, einen moderaten Verzehr von Fisch und eine geringe Aufnahme von Milchprodukten, rotem Fleisch und sonstigen Fleischprodukten. Die sogenannte MIND-Diät (*Mediterranean-DASH Intervention for Neurogenerative Delay*) wurde speziell entwickelt, um neurodegenerativen Erkrankungen entgegenzuwirken, und konzentriert sich auf Nährstoffe, welche die Gehirnfunktion besonders unterstützen und Entzündungen reduzieren. Schwerpunkte sind hierbei: Gemüse, Beeren, Nüsse, Olivenöl, Vollkornprodukte, Fisch, Geflügel und Bohnen. Vermieden werden sollten rotes Fleisch, Butter/Margarine, Käse, Süßigkeiten und frittiertes Essen. Mehrere Studien deuten darauf hin, dass die MIND-Diät mit einer verbesserten Leistung in bestimmten kognitiven Bereichen verbunden sein könnte und positive Effekte auf die Herz-Kreislauf-Gesundheit haben kann, jedoch sind weitere Untersuchungen erforderlich, um dies klar zu verifizieren[15][16].

Zu guter Letzt gibt es Laster, deren gesundheitsschädigende Wirkung uns allen bewusst ist. Sie zu vermeiden fordert uns heraus, schon allein deshalb, weil wir in jedem Supermarkt und an jeder Tankstelle mit einer Flut an Produkten zum Kaufen animiert und manipuliert werden. Zigaretten. Alkohol. Ich würde mir wünschen, dass die Präsenz dieser Produkte in unseren Läden reduziert und die Werbung dafür eingeschränkt wird. Und dass unsere Politiker:innen uns Verbraucher:innen schützen, indem sie schon per Gesetz Waren mit hohem Suchtpotenzial die Sichtbarkeit nehmen.

Ein Glas Wein in geselliger Runde oder ein Drink zur Gartenparty – dagegen ist in Maßen nichts einzuwenden. Doch das Problem ist: Nicht jeder bleibt beim gelegentlichen Genuss. Alkohol und Nikotin haben ein erwiesenes Suchtpotenzial – sie können schleichend zur Gewohnheit werden und schließlich zu einem riskanten Konsumverhalten führen. Wer regelmäßig trinkt oder raucht, setzt sich langfristig nicht nur einem höheren Risiko für Herz-Kreislauf- oder Krebserkrankungen aus, sondern auch für Demenz. Daher ist es wichtig, achtsam zu sein – nicht mit dem

Ziel des völligen Verzichts, sondern mit dem Bewusstsein für die eigene Gesundheit.

Mein Besuch bei Volkmar war eine Selbstverständlichkeit für mich. Er war mir schon bei unserem ersten Mailkontakt sympathisch. Ich wollte ihn gerne kennenlernen. Seine Diagnose spielte dabei keine Rolle, gleichzeitig war es ein Geschenk, mit ihm darüber so offen sprechen zu können. So wie Volkmar möchte ich allen Menschen begegnen – unvoreingenommen, interessiert und offen. Dabei ist es mir besonders wichtig, meinen eigenen Patient:innen mit einer Haltung zu begegnen, die ein Kennenlernen ermöglicht, das unabhängig von Diagnosen und Einschränkungen stattfindet. Diese Offenheit wird für mich jeden Tag mit bereichernden Begegnungen belohnt. Für mich liegt also eine der größten gesamtgesellschaftlichen Chancen im Umgang mit Demenz darin, ein Bewusstsein für Würde, Respekt und eine Begegnung auf Augenhöhe mit den Betroffenen zu fördern.

Es liegt in der Natur der Erkrankung, dass wir im Verlauf gezwungen sind, über die Betroffenen zu sprechen. Doch mindestens genauso wichtig ist und bleibt es, mit ihnen zu sprechen und sie einzubeziehen – selbst dann, wenn wir glauben, dass sie aufgrund ihrer kognitiven Beeinträchtigungen nicht mehr alles verstehen können. Letztlich bleibt es ein Gefühl, denn niemand kann exakt sagen, wie viel tatsächlich noch in den Köpfen von Menschen mit Demenz ankommt; wir können nicht in sie hineinsehen.

Eine Entscheidung für eine Begegnung auf Augenhöhe ist für mich immer die Richtige. Diese Augenhöhe bedeutet nicht, ihnen Entscheidungen zu überlassen, die sie nicht mehr treffen können. Menschen mit Demenz verlieren im Verlauf der Erkrankung zunehmend die Fähigkeit, ihre eigene Situation realistisch einzuschätzen. Oft können sie Erklärungen nicht mehr vollständig nachvollziehen und reagieren möglicherweise mit Widerstand gegenüber Unterstützung – häufig aus Angst oder Überforderung. Eine empathische Begleitung, die Sicherheit und Nähe vermittelt, kann hier von unschätzbarem Wert sein, damit sie lernen, dass sie in notwendige Anpassungen ihres Lebensumfelds Vertrauen haben können. Augenhöhe ist für mich vor allem eine grundsätzliche Haltung gegenüber Menschen mit einer Demenzdiagnose – ein innerer Kompass, der verhindert, sie zu unterschätzen und zu übergehen.

Es macht mich traurig, wenn ärztliche Kolleg:innen in ihren Sprechstunden Anamnesegespräche führen oder Befunde besprechen und dabei wirken, als wäre die Patientin oder der Patient gar nicht mit im Raum. In solchen Situationen fühle ich mich unwohl und beobachte mich selbst dabei, wie ich (teilweise recht verzweifelt) über Gesten und aufmunternde Blicke versuche, die betroffenen Personen doch noch in das Gespräch miteinzubeziehen. Auch empfinde ich es als falsch, wenn man sie nicht erst einmal selbst zu Wort kommen lässt. Häufig beginnen Ärzt:innen die Befragung über den Krankheitsverlauf beziehungsweise die Symptome direkt mit den Angehörigen, wenn der Patient oder die Patientin nicht schnell genug antwortet. Zum einen nimmt man sich wichtige Informationen: Schwierigkeiten beim Sprechen – etwa, dass sie um vollständige Sätze ringen, Worte nicht finden oder verzögert reagieren. All das kann wertvolle Hinweise liefern für den diagnostischen Prozess und die zugrunde liegende Erkrankung. Zum anderen nimmt es den Patient:innen meiner Meinung nach ein Stück weit ihre Würde. Eine demenzsensible Welt bedeutet auch, Menschen mit Beeinträchtigungen ihr eigenes Tempo zuzugestehen und ihnen geduldig zuzuhören – auch wenn das für uns manchmal anstrengend sein mag. Augenhöhe ist, auf sie einzugehen und ihnen den Raum zu geben, den sie brauchen, um Teil unserer Mitte bleiben zu können. Gerade in ärztlichen Praxen stoßen solche Überlegungen häufig auf eine

Realität, die stark von Zeitdruck geprägt ist und der Notwendigkeit, abrechenbare Leistungen effizient zu erbringen.

Ebenso unwohl fühle ich mich, wenn wir den Familien in unseren Sprechstunden nicht die Möglichkeit geben, den Wunsch zu äußern, separat zu sprechen. Manche Angehörige tun sich schwer, vor der erkrankten nahestehenden Person offen über auftretende Veränderungen zu sprechen. Sie haben vielleicht Angst, sie zu verletzen oder vor den Kopf zu stoßen. Ich denke, dass solche Gedanken und Gefühle ernst genommen werden müssen. Es sollte meiner Meinung nach Standard sein, Anamnesegespräche zur Erfragung der Symptomatik auf Wunsch nacheinander zu besprechen – erst mit dem oder der Betroffenen, und danach mit den Angehörigen. Warum auch nicht? Ich spreche häufig mit Familien, die sich ein solches Setting gewünscht hätten, die es vielleicht sogar gebraucht hätten, aber die nicht wussten, wie sie es bei den behandelnden Ärzt:innen ansprechen können.

Fazit: Ich wünsche mir, dass wir in ärztlichen Sprechstunden und Ambulanzen sensibilisiert sind für die individuellen Bedürfnisse der Menschen, die zu uns kommen. Wenn die Angehörigen nur offen sprechen können, wenn sie dies alleine tun – ermöglichen wir es ihnen. Im gemeinsamen Gespräch mit den Patient:innen wünsche ich mir eine Haltung zum Dialog ohne Hierarchie. Sprechen wir sie in jedem Satz genauso an wie deren Angehörige. Nehmen wir Blickkontakt auf, begegnen ihnen mit einem Lächeln, das Vertrauen ermöglicht, und schaffen wir eine Atmosphäre der Gleichberechtigung.

Alle für einen – Wie Teilhabe gelingen kann

»Mein größter Antrieb sind meine Kinder. Ihnen zu zeigen: Wie kann man aus so einer Geschichte gesund herausgehen?« Ute ist pflegende Angehörige ihres jung an Demenz erkrankten Ehemannes Bernhard. »Klar haben wir alle unser Thema damit und unsere Erinnerungen, die uns prägen und die auch Narben machen, aber trotzdem: es ist so viel möglich, auch in so einer Situation«, sagt sie. »Das möchte ich weitergeben. Das ist mein Antrieb.« Ute sitzt auf einem Stuhl in ihrem Wohnzimmer in Freiburg, Licht fällt durch das Fenster sanft auf ihr Gesicht. Ein Scheinwerfer verstärkt die Wirkung. »Ich möchte nicht in der Opferrolle sein, und tatsächlich bin ich das auch nicht. Doch genau das irritiert viele Menschen.« Der Kameramann beendet die Aufnahme und ich blicke verlegen zu Boden, als ich schnell versuche, meine Rührung wegzublinzeln. Ich sehe wieder auf und spiegle mich in Utes ebenfalls mit Tränen gefüllten Augen. So viel Schmerz, aber auch so viel Stärke und Lebensfreude schwingen in ihren Worten mit. Sie ist pflegende Angehörige, aber sie ist eben auch so viel mehr. Sie ist Ehefrau. Mutter. Kollegin. Freundin. Lebenskünstlerin. Kämpferin für ein gutes Leben für Bernhard und ihre Kinder. Dafür geht sie jeden Tag ihren ganz eigenen Weg und kann so für viele wie ein Leuchtturm sein.

Mein Herz ist voll und ich empfinde tiefe Dankbarkeit, an diesem Ort zu sein. Es ist Frühjahr 2024 und der Filmemacher Franz Kastner und ich dürfen Ute und Bernhard für ein Filmprojekt zwei Tage lang in ihrem Alltag begleiten. »Deine Welt in meiner Welt – Sichtbarkeit schafft Teilhabe« ist eine durch den Bayerischen Demenzfond[17] geförderte Kurzfilmreihe, in der ich den Zuschauerinnen und Zuschauern einen Einblick in das Leben und die Gedankenwelt von Menschen mit Demenz, ihren Angehörigen und denjenigen, die sich für sie engagieren, ermöglichen möchte.[18]

Ute kommt mit ihrem Mann seit einigen Jahren zu uns in die Spezialsprechstunde für Frontotemporale Demenz (FTD) am Universitätsklinikum Ulm. Diese Demenzform bedeutet wie die Alzheimer-Demenz einen fortschreitenden Verlust von Nervenzellen im Gehirn, beginnt aber in anderen Hirnregionen und wird daher von anderen Symptomen begleitet. Die Betroffenen entwickeln weniger Gedächtnisstörungen als vielmehr Verhaltensauffälligkeiten und/oder Sprachstörungen. Außerdem erkranken sie in der Regel vor dem 65. Lebensjahr.

Ute beeindruckt uns jedes Mal mit ihrem unbedingten Willen, Bernhards großen Drang nach Selbstbestimmtheit und Freiheit zu respektieren, gerade weil er so mitten im Leben stand, als die Veränderungen begannen. Er war Vater zweier minderjähriger Kinder. Berufstätig. Führte ein erfülltes Leben mit Leidenschaften, Träumen und Plänen.

Auch wenn die Demenz Bernhard inzwischen längst die Fähigkeit genommen hat, zu sprechen oder zu erkennen, welche sozialen Konventionen in welchen Situationen angemessen wären, so besitzt er immer noch erstaunliche Ressourcen, um mit Freund:innen und Kolleg:innen Zeit zu verbringen und seinen Hobbys nachzugehen. »Bernhard hat es geliebt, mit Freunden zusammen zu sein, sie zu besuchen, Festivals zu organisieren.

War jeden Tag unterwegs. Das war sein Leben«, sagt Ute. »Die Sprache hat er verloren, aber es geht ihm gut. Er kann nicht alles leben, was er gerne möchte. Aber er macht in seinem Kreis einen zufriedenen Eindruck.«

Franz und ich machen uns an diesem Tag selbst ein Bild davon, was nicht einfach ist, denn Bernhard ist unglaublich aktiv, wir kommen ihm kaum hinterher. Auf den ersten Blick scheint es, als hätten wir keine Möglichkeit, mit ihm zu kommunizieren. Er reagiert weder auf Franz und seine große Kamera, die in den kommenden zwei Tagen ständig auf ihn gerichtet sein wird, noch auf mich. Wir fühlen uns beide wie Eindringlinge, wie Fremdkörper in dieser Wohnung – doch Bernhard scheint das nicht zu stören. Wir finden trotz allem einen Weg, mit ihm in Kontakt zu treten – nonverbal: Wenn er den Raum betritt, klatscht er uns ab. Ein Ritual, das er braucht, mit Ute klatscht Bernhard manchmal gefühlt minutenlang. Anfangs lachen wir laut darüber, weil es etwas Kindliches, Spielerisches an sich hat, womit umzugehen gar nicht so leicht ist in der Erwachsenenwelt. Dann sind wir wieder gerührt, weil man spüren kann, dass ihm das guttut. Ab und zu huscht sogar ein kleines Lächeln über sein Gesicht.

Schon wenn Bernhard das Haus verlässt, läuft das anders ab, als wir es im täglichen Miteinander gewohnt sind. Er ist wie ein Elefant im Porzellanladen, er gibt nicht Bescheid, er verabschiedet sich nicht; kann er auch gar nicht mehr, die fortschreitende Hirnschädigung nimmt ihm die Fähigkeit, zu erkennen, wie man sich in solchen Situationen normalerweise verhält. Bernhard geht also einfach. Im Keller schnallt er seine Satteltaschen auf sein Fahrrad und fährt los. Ute klingt weder anklagend noch traurig, sie stellt nur fest: »Der Bernhard hat das Sozialverhalten, von dem wir wissen, was sich gehört, nicht mehr. Er erstaunt viele Menschen mit dem, was er macht. Im Moment geht er wieder viel in Autowerkstätten und will Werkzeug einpacken«, erzählt sie. »Da herrscht natürlich erst einmal großes Entsetzen. Das ist bei ihm einfach ein Impuls und dem möchte er folgen. Er geht auch regelmäßig in den Supermarkt, kauft zwei Flaschen Bier – und die Fanta-Flasche, die weniger kostet, will er nicht bezahlen. Wie unsere Regeln sind, versteht er nicht mehr.«

Bernhard verlässt den Fahrradkeller über eine Rampe, Franz und ich erwarten den Moment gespannt vom Hof aus und filmen ihn. Er muss ganz dicht an uns vorbeifahren, schaut uns aber nicht einmal an. Kurz versuchen wir, ihm nachzulaufen, aber Bernhard fährt E-Bike und ist ziemlich schnell. Ute sieht auf ihrem Handy nach, wo er hinfährt und ich spüre sofort eine Art inneren Widerstand. Nur ganz leicht, eine kurze Irritation. Ist es richtig, ihn zu orten? Greift das nicht in seine persönliche Privatsphäre ein? Ich bin überrascht über mich selbst und schüttle die Zweifel ab, denn ich weiß sehr wohl um die Vorteile einer solchen Maßnahme, gerade bei Patient:innen wie Bernhard. Ute kann super schnell reagieren, wenn er sich verirren sollte, und erhält ihm seine Freiheit genau dadurch, dass sie mit dem Tracking seine Sicherheit erhöht. Die Möglichkeit, ihn zu orten, war keine Idee aus dem Nichts, sondern unausweichlich, weil Bernhard manchmal stundenlang weite Strecken fährt. Nicht nur mit dem Rad, er ist auch begeisterter Zugfahrer. Und genau das wollte Ute weiterhin zulassen. Es gab Zeiten, da war er viel mit der Bahn unterwegs, fuhr immer wieder von Freiburg nach Berlin. Ute kümmerte sich dann jedes Mal von zu Hause aus um den Ticketkauf, telefonierte mit den Hotels, in denen er auftauchte, buchte ein Zimmer für ihn und erklärte Polizeibeamten die Situation, wenn er aufgegriffen wurde.

Franz und ich wissen von Ute, dass Bernhard jetzt nach einigen Zwischenstopps zum Volleyballtraining mit Freund:innen fahren wird. Sie warten schon draußen vor der Halle auf ihn, als wir ankommen. Als Bernhard schließlich da ist, kann das Training beginnen. Alle gehen mit großer Selbstverständlichkeit mit ihm um, wer das Ganze von außen betrachtet, würde gar nicht bemerken, dass hier einer an einer Demenz erkrankt ist. Dass Bernhard nicht spricht, fällt nicht auf, denn alle seine Freund:innen sprechen für ihn und mit ihm, als würde er antworten. Die Positionen während der verschiedenen Spielformen hält er korrekt ein, die Regeln befolgt er perfekt. Kaum ist das Training vorbei, sind Bernhard Regeln wieder egal. Er wird nach dem Training die Halle einfach verlassen, wird noch eine ganze Weile mit dem Rad unterwegs sein, vielleicht an einer Dönerbude halten und etwas mitnehmen, ohne zu bezahlen. Dann wird er nach Hause kommen, um zu essen, was Ute gekocht hat. Er wird sich an den Tisch setzen, essen, wieder aufstehen, seinen Teller wegräumen und auf sein Zimmer gehen. Er wird sich später im Bad nur mit viel Geduld, ritualisierten Handlungen und Geschick zum Zähneputzen überreden lassen, wird seine Medikamente wieder ausspucken und Ute wird das alles mit einer gesunden Prise Humor und viel Geduld begleiten.

»Bernhards Tage sind sehr strukturiert. Er hat ganz klare Abläufe, die er sich selber gibt. Wenn ich mich den Abläufen anpasse, dann klappt es am besten. Es ist wichtig, ihm den Raum zu geben und es nicht persönlich zu nehmen«, erzählt Ute. »Deswegen braucht es von den Angehörigen und den Freunden so viel eigene Arbeit – Arbeit, die sich wirklich lohnt. Aber sie ist halt anstrengend, weil sie einen auf die eigenen Ängste zurückwirft.«

Bernhard sitzt an einem kleinen Tisch und puzzelt. Es ist Abend, das Wohnzimmer liegt in warmes, gedimmtes Licht gehüllt, und eine ziemlich eindrückliche Stille erfüllt den Raum. Kein Fernseher, kein Radio, keine Gespräche. Zunächst macht mich das total nervös – bin ich doch in meinem Alltag ständig von Geräuschen umgeben: Morgens ein bisschen True Crime-Podcasts zum Wachwerden, im Auto laute Musik, beim Kochen die Nachrichten und in der Klinik, während ich Befunde schreibe, Audioaufnahmen von Meeresrauschen oder tropischem Regen. Alles per Kopfhörer, so direkt und unvermittelt wie möglich, je lauter, desto besser. Daher überfordert mich die Stille erst einmal regelrecht.

Ich beobachte Bernhard, wie er mit viel Ruhe und Geduld alle Puzzleteile sortiert und dann beginnt, den Rand des entstehenden Bildes zu legen. Ich bin total baff, denn er geht dabei strategisch vor. Aufgrund der fortschreitenden Frontalhirnschädigung sollte ihm eigentlich genau das bereits genommen sein. Planvolles Handeln und Problemlösestrategien sind ebenso Leistungen, die unser Stirnhirn steuert, wie die Fähigkeit, sich in andere hineinzuversetzen, Empathie zu empfinden oder soziale Konventionen einhalten zu können. All das sind Dinge, die bei Frontotemporaler Demenz gestört sind.

Mit der Zeit schaffe ich es, die Stille nicht nur auszuhalten, sondern zu genießen. Man sieht förmlich, wie sehr Bernhard sie zu brauchen scheint. Ute sorgt dafür, dass die Anzahl der Reize, denen er zu Hause ausgesetzt ist, begrenzt bleibt, und ermöglicht ihm dadurch Entspannung. »Entschleunigung ist das Geschenk, das mir diese Krankheit bringt. Dass ich sehe, dass ich auch anders gar nicht leben kann. Weil ich so viel warten muss«, ordnet Ute das Ganze ein. »Es nicht als negativ zu bewerten, sondern damit zu arbeiten. Ich erlebe natürlich viel weniger Dinge als meine Freunde. Aber die Entschleunigung würde ich als absoluten Zugewinn sehen in meinem Leben«, sagt Ute. »Was ich schwer finde im Kontakt mit Menschen: Wenn man so aneinander vorbeiredet. Wenn ich Empfehlungen kriege. Wenn ich höre ›Wie lange willst du das denn noch so machen?‹. Pauschalsätze. Wertungen.« Und sie erzählt: »Ich habe vor Kurzem in die Arbeit einen Kuchen mitgebracht zu meinem Geburtstag und da sagt jemand ›Und das machst du jetzt auch noch?‹ Aber genau das *muss* und *will* ich tun, denn ich bin noch mehr als nur die Ehefrau, die einen Menschen mit Demenz begleitet.«

Für Ute ist es wichtig, sich immer wieder bewusst zu machen, wo sie im Leben steht. Ich erlebe sie als sehr reflektiert. »Ich bin jetzt 55 und alle um mich herum verwirklichen sich noch mal. Ich werde da automatisch an den Rand der Gesellschaft gespült«, sagt sie. Sie könne mit manchen Themen nicht mitgehen, die sie gar nicht bearbeiten könne oder wolle, weil sie so unrealistisch seien. Deshalb konzentriere sie sich darauf, was in ihrem Leben möglich sei. Das seien für andere natürlich Minimalschritte. Für sie seien es aber große Schritte: »Und wenn ich diese Schritte bewusst gehe, dann sind die genauso groß, wie wenn jemand beispielsweise scheinbar großartig verreist.« Um dieses Bewusstsein gehe es, um in der Kraft zu bleiben. »Das schützt mich unglaublich, dass ich da eine gewisse Genügsamkeit habe. Sonst würde die Sache ganz anders ausschauen.«

Jetzt steht Ute neben Bernhard im Bad, geduldig begleitet sie all seine so autistisch anmutenden Rituale, das Anstoßen vor dem Wassertrinken, sein ständiges Ausspucken. Sie neckt ihn liebevoll, wenn er seine Tabletten nicht nehmen will. Ihr Lachen ist wie die Sonne. »Es gibt wirklich so viele schöne Momente mit ihm. Es ist nur nicht so wie früher. Es kann eine Blitz-Sekunde sein, da öffnet er sich und dann erfreut das das Herz so unglaublich.«

Die ganze Zeit schon während unseres Aufenthalts bei Ute und Bernhard überlege ich, was ich in den beiden sehe. In diesem Moment wird es mir klar. Es ist Liebe. Bedingungslose, selbstlose Liebe. In guten wie in schlechten Zeiten.

WISSEN KOMPAKT:
Erkenntnisse für den Alltag mit Demenz

Vergesslichkeit. Das ist es, was die meisten Menschen im Kopf haben, wenn sie an eine Demenzerkrankung denken. Und dass sie vor allem sehr alte Menschen betreffe. Die Frontotemporale Demenz (FTD), an der Utes Mann Bernhard erkrankt ist, verschiebt die Grenzen des Vorstellbaren deutlich. Diese Demenzform ist so anders, dass selbst erfahrene Mediziner:innen, Therapeut:innen und Pflegekräfte an ihre Grenzen kommen, sind sie nicht speziell auf diese Erkrankung geschult. Die FTD beschreibt die zweithäufigste Demenzerkrankung vor dem 65. Lebensjahr und beginnt mit schleichend zunehmenden Verhaltensauffälligkeiten und/oder Sprachstörungen. Die sogenannte Verhaltensvariante der Frontotemporalen Demenz ist dabei die häufigste Unterform eines ganzen Erkrankungsspektrums, welche nach ihrer Lokalisation im Gehirn als Frontotemporale Lobärdegeneration (FTLD) bezeichnet wird. Das bedeutet, dass die Bereiche des Gehirns, die hinter unserer Stirn (frontal) und unseren Schläfen (temporal) sitzen, betroffen sind. Dazu zählen die klassischen Frontotemporalen Demenzen (die eben erwähnte Verhaltensvariante der FTD ebenso wie die fortschreitenden Sprachstörungen, die als Primär Progrediente Aphasien, PPA, bezeichnet werden) genauso wie atypische Parkinsonerkrankungen und die Frontotemporale Demenz mit Motoneuronerkrankung (ALS-FTD).

Ich weiß, dass dies alles wahnsinnig kompliziert und akademisch klingt – und das ist es auch. Die Forschung ist sich noch gar nicht einig, wie all diese Erkrankungen genau einzuordnen sind und doch wissen wir, dass sie ähnliche Ursachen im Gehirn haben. Spezifische Proteinveränderungen, die in der Folge zu einem fortschreitenden Nervenzelltod führen und den Patient:innen nach und nach ihre geistige Leistungsfähigkeit, ihr emotionales Wahrnehmen und Empfinden sowie ihre Bewegungsfähigkeit nehmen. Zu den betroffenen Proteinen gehören Tau, TDP-43, FUS und Progranulin. In ihrem gesunden Zustand erfüllen sie wichtige Funktionen, insbesondere im Hinblick auf die Stabilität und Funktionalität von Nervenzellen.

Die Verhaltensvariante der FTD äußert sich zunächst durch Verhaltensauffälligkeiten, die sehr vielfältig sein können und bei jeder Patient:in in ganz individueller Weise auftreten. Die Betroffenen erscheinen grundsätzlich wesensverändert. Manche Patient:innen ziehen sich mehr und mehr zurück, werden antriebslos und träge und geben Hobbys und Interessen auf. Oder sie entwickeln eher eine Art Enthemmung, wirken impulsiver, sind risikofreudiger und achtlos, verhalten sich in sozialen Situationen polternd und unangemessen und verlieren ihr Gespür für Umgangsformen beziehungsweise das, was wir als anständig definieren.

Wenn Bernhard beispielsweise in Autowerkstätten geht und ungefragt Werkzeug in seine Tasche packt, dann tut er dies nicht in böser Absicht. Die durch die Demenz verursachte Hirnschädigung im vorderen Anteil seines Gehirns nimmt ihm schlichtweg die Möglichkeit, zu reflektieren, was richtig ist. Dass die Werkzeuge nicht in seinem Besitz sind und er sie deswegen nicht behalten kann, versteht er nicht mehr. Die größte Herausforderung für alle, die mit solch einer Situation konfrontiert sind, ist, nicht mit Maßnahmen zu reagieren, die ein Diebstahl normalerweise nach sich zöge. Bestrafung ist das falsche Mittel, denn Bernhard wird diese nicht davon abhalten, es wieder zu tun. Es ist die schwere Aufgabe der Personen im Umfeld des Betroffenen, solche Situationen zu vermeiden – oder durch Aufklärung der Geschädigten ein Verständnis für das Geschehene zu bewirken. Mitarbeiter:innen eines Pflegeheims in Süddeutschland, in welchem auch einige meiner FTD-Patient:innen zu Hause sind, gehen regelmäßig in die Läden im Ort, um Geldbeträge zu hinterlegen, falls ein

Bewohner oder eine Bewohnerin etwas mitnimmt, ohne zu bezahlen. Die Bevölkerung des Dorfes ist gut informiert und sensibilisiert.

Aber natürlich gibt es auch Verhaltensauffälligkeiten, die eine Grenze überschreiten, die nicht überschritten werden darf. Wenn Betroffene beispielsweise in der Öffentlichkeit sexuelle Handlungen an sich selbst vornehmen, kann dies bei Anwesenden seelische Verletzungen und Traumatisierungen auslösen. Besonders Kinder sind in solchen Situationen gefährdet, da sie solche Erlebnisse weder einordnen noch verarbeiten können und daher besonderen Schutz benötigen. Bei übersexualisiertem Verhalten ist es häufig nicht mehr möglich, die Betroffenen ohne Aufsicht in ihren Wohnorten unterwegs sein zu lassen.

Viele Angehörige von FTD-Patient:innen machen die schmerzvolle Erfahrung, dass sich die Erkrankten nicht mehr in sie hineinversetzen können, nicht mehr auf die Bedürfnisse und Gefühle anderer eingehen können und sie die Fähigkeit verlieren, Mitgefühl zu empfinden. Ist zu diesem Zeitpunkt noch keine Diagnose gestellt, kann eine solche Verhaltensänderung das Potenzial haben, erhebliche Spannungen und Konflikte innerhalb der Familie auszulösen. Nicht selten habe ich Paare in der Sprechstunde vor mir sitzen, deren Ehen in den Anfangsjahren der Erkrankung, als noch niemand wusste, was los ist, zerbrochen sind.

Die FTD kann ein sehr schleichender Prozess sein und Verhaltensauffälligkeiten können sich über Jahre entwickeln, während die Betroffenen in ihrem Alltag sonst noch zu funktionieren scheinen. Kaum jemand käme da auf die Idee, einen Neurologen zu konsultieren und eine Demenzabklärung anzustoßen. Die Angehörigen vermuten zunächst eine Beziehungskrise und erleben, dass ihr Partner oder ihre Partnerin auch bei einer direkten Konfrontation mit den vermeintlichen Problemen emotionslos bleibt – als wäre ihm oder ihr die Beziehung gleichgültig. Ich habe es schon öfter erlebt, dass Patient:innen eine schwere Krebserkrankung ihres Partners oder ihrer Partnerin augenscheinlich ohne Regung aufnahmen. Man kann sich vorstellen, wie verletzend dies sein muss.

Einige Betroffene entwickeln zwanghaft anmutendes Verhalten, führen stereotype, sich wiederholende Handlungen aus oder entwickeln Rituale, die sie nicht abändern können und auf deren Unterbrechung sie gereizt oder ängstlich reagieren. Manche neigen zu Beginn der Erkrankung zu Suchtverhalten und rauchen und trinken zu viel oder verbringen viel Zeit mit Glücksspielen. Das Essen ist ebenfalls bei vielen ein großes Thema. Häufig entsteht ein unstillbarer Drang nach zuckerhaltigen Lebensmitteln, der so weit gehen kann, dass die Patient:innen nichts anderes zu sich nehmen wollen. Oder sie entwickeln spezielle Vorlieben, eine meiner Patientinnen aß monatelang nur noch Joghurt mit Bananen. Später im Verlauf der Erkrankung können die Betroffenen häufig nicht mehr regulieren, wann sie genug gegessen haben, und sie stopfen buchstäblich alles in sich hinein, was sie in die Finger bekommen. Irgendwann nehmen sie auch nicht essbare Dinge in den Mund – zum Beispiel rohe Kartoffeln, kleinere Gegenstände, Hausmüll.

Diese Wesensänderungen bleiben nicht isoliert. Mit der Zeit werden auch deutliche Leistungseinbußen im Alltag sichtbar, denn die Erkrankung schreitet fort: Betroffene machen vermehrt Fehler bei der Arbeit, was zu Abmahnungen und in manchen Fällen sogar zu einer Kündigung führen kann. Sie vernachlässigen komplexere Aufgaben wie die Steuererklärung, weil sie den kognitiven Anforderungen nicht mehr gewachsen sind. Während bis dahin – wenn überhaupt – psychiatrische Hilfe aufgesucht wurde, ist die zunehmende Hilflosigkeit im Alltag ein deutlicher Hinweis auf eine mögliche organische Ursache der Veränderungen. Dennoch vergehen oft Jahre, bis diese Familien eine zutreffende Diagnose erhalten. In der Zwischenzeit leben viele zunächst mit Bezeichnungen wie Burn-out, Alkoholabhängigkeit, Depression oder Schizophrenie, die das Verhalten und die Symptome nur oberflächlich erklären, aber die eigentliche Ursache nicht erfassen.

Bernhard hat trotz seiner ausgeprägten Verhaltensauffälligkeiten immer noch ausreichende geistige Ressourcen, um sich in seiner Lebenswelt eigenständig zu bewegen. Er ist nach wie vor orientiert. Er weiß, was er gerne und regelmäßig getan hat – und tut dies (mit Einschränkungen) bis heute. Dies wird auch deshalb möglich, weil ihn seine Freund:innen und ehemaligen Kolleg:innen in ihren Freundes- und Bekanntenkreis integriert halten: Sie ermöglichen Bernhard Teilhabe.

Dieser Begriff bezeichnet das Recht und die Möglichkeit einer jeden Person, aktiv am gesellschaftlichen, kulturellen, sozialen und wirtschaftlichen Leben teilzunehmen. Unabhängig von individuellen Einschränkungen oder besonderen Bedürfnissen müssen alle Menschen die gleichen Chancen bekommen, so selbstbestimmt wie möglich ein Leben in unserer Gemeinschaft zu führen. Menschen mit Behinderungen jeglicher Art, also auch Menschen mit Demenz, sind in unserem Grundgesetz geschützt: »Alle Menschen sind vor dem Gesetz gleich. (...) Niemand darf wegen seiner Behinderung benachteiligt werden«, heißt es im Artikel 3 des Grundgesetzes für die Bundesrepublik Deutschland. Dieses Diskriminierungsverbot bedeutet auch eine Forderung nach Chancengleichheit zur Teilhabe und diese gewinnt im Umgang mit Demenzerkrankungen zunehmend an Bedeutung.

Ich bin davon überzeugt, dass ihre Umsetzung nach und nach gesamtgesellschaftliche Veränderungen anstoßen wird, die das Bild eines Lebens mit Demenz nachhaltig aufwerten werden. Trotz all der auch frustrierenden Herausforderungen, denen man sich als um das Thema Demenz engagierter Mensch gegenübersieht, finde ich es wichtig, sich immer wieder bewusst zu machen, was schon erreicht wurde.

Menschen mit Demenz mögen noch nicht vollständig in der Mitte unserer Gesellschaft »angekommen« sein, der Umgang mit ihnen hat sich aber sehr wohl historisch stark verändert: Früher wurden Betroffene häufig in die Isolation gedrängt und in Heime eingewiesen, in welchen sie verwahrt, statt gezielt betreut wurden. Bis weit ins 20. Jahrhundert hinein gab es kaum spezialisierte Pflegeeinrichtungen, erst Anfang der Sechzigerjahre entwickelte sich überhaupt der eigenständige Beruf der Altenpflege.[19]

Für betroffene Familien war »Demenz« ein nicht zu fassender Begriff. Ob und in welchem Umfang die Betroffenen die Welt noch wahrnehmen, war lange Zeit unklar. In den letzten 15 Jahren meiner Arbeit habe ich mit zahlreichen Menschen gesprochen, die beinahe albtraumhafte Erinnerungen an die Demenzerkrankung ihrer Großeltern haben, da es damals kaum Wissen über den Umgang mit ihnen gab. Viele erlebten die Krankheit als etwas grundsätzlich »Schreckliches«. Diese Erblast prägt die heutige Generation und fordert uns dazu auf, eine Welt zu gestalten, in der jedes Individuum ein Grundverständnis für Demenz besitzt und ein empathischer Umgang mit Betroffenen selbstverständlich wird. So schaffen wir eine Grundlage, von der unsere Kinder und Kindeskinder profitieren können.

Bernhard fährt bis heute regelmäßig in das Büro, in dem er früher gearbeitet hat. Seine Kollegen haben den Raum unberührt gelassen und schauen nach ihm, wenn er da ist. Oft schließt er sich dort stundenlang ein, manchmal legt er sich dort hin, manchmal sitzt er am PC. Einmal die Woche spielen Freund:innen im Keller seines Hauses Tischtennis, dazu holen sie ihn pünktlich um 20 Uhr in seiner Wohnung ab.

Ute hat Bernhards Alltag mithilfe seines sozialen Umfelds umfassend strukturiert und in Routinen verankert. Diese braucht er.

Menschen mit der Verhaltensvariante einer FTD erinnern häufig an Personen mit Autismus-Spektrum-Störung. Sie bevorzugen festgelegte Abläufe, Veränderungen und unerwartete Ereignisse können Stress und Angst auslösen. Soziale Signale richtig einzuordnen oder die Perspektiven anderer nachzuvollziehen sind häufig erschwert.

Der Verein wohlBEDACHT[20] aus München hat ein spezielles Pflegekonzept für die Begleitung von Menschen mit FTD entwickelt, welches die Selbstbestimmung sowie die Achtung vor ihrer Individualität in den Mittelpunkt rückt. Das Anderssein dieser Demenzform spiegelt sich auch in den Maßgaben an die Betreuungspersonen wider: Dazu zählen das Einhalten von Abständen, da viele FTD-Patient:innen keine Berührungen oder Nähe mögen. Den Menschen nicht an seinem Tun zu hindern, da Handlungsunterbrechungen für sie schwer möglich und schwer erträglich sind. Rituale zu fördern. Geeignete Beschäftigungen anzubieten, die auch ganz außerhalb des Gängigen liegen können. Bewegung zu ermöglichen – jüngere FTD-Patient:innen laufen zum Teil weite Strecken, oft 10 bis 20 Kilometer am Tag oder fahren 100 Kilometer Fahrrad. Auch Bernhard ist so jemand.

Die Verhaltensvariante der FTD ist, wie die Alzheimer-Demenz auch, eine fortschreitende Hirnerkrankung, die im Verlauf immer größere Hirnschädigungen mit sich bringt. Das bedeutet eine zunehmende Hilflosigkeit im Alltag und immer schwerwiegendere kognitive Beeinträchtigungen. Auch Bernhard wird Schwierigkeiten entwickeln, sich zu orientieren. Wird Probleme mit seinem Gedächtnis haben. Wird bei banalen Alltagstätigkeiten Unterstützung benötigen. Irgendwann wird er vollständig auf Pflege angewiesen sein. Im Einzelfall lässt sich jedoch nicht genau vorhersagen, wie schnell oder langsam die Erkrankung fortschreiten wird, was für die Familien eine große Unsicherheit mit sich bringt. Eine Verschlechterung tritt dann auf, wenn sie eben auftritt, und es bleibt den Angehörigen nichts anderes übrig, als dann spontan zu reagieren.

Umso wichtiger ist es, schon frühzeitig die Unterstützungsmöglichkeiten vor Ort zu kennen. Für die FTD besonders bedeutsam empfinde ich aber auch die Vernetzung mit überregionalen Angeboten und Akteuren, da die Erkrankung selten ist und in vielen Regionen keine auf FTD gemünzten Betreuungsangebote zur Verfügung stehen. Gruppenangebote richten sich meist an Seniorinnen und Senioren mit anderen Symptomen, sodass eine Integration dieser jungen, agilen Personen mit FTD nur schwer möglich ist. Tagespflegeeinrichtungen lehnen die Aufnahme von FTD-Betroffenen häufig ab, da ihr Betreuungsbedarf sehr hoch ist und sie in vielen Fällen eine Eins-zu-eins-Betreuung brauchen.

Viele Familien fühlen sich komplett allein gelassen, weil selbst Fachärztinnen und Fachärzte kaum Erfahrung mit FTD haben, Pflegefachkräfte nicht speziell geschult sind und Informationen über die Erkrankung nur mit teils großer Anstrengung gefunden werden müssen. Es ist sinnvoll, an eine auf FTD spezialisierte Demenzsprechstunde angebunden zu sein, um bei den komplexen medizinischen Fragen von Experten zumindest mitbetreut werden zu können. Allerdings müssen viele Familien dafür weite Wege in Kauf nehmen, da solche spezialisierten Angebote bislang nur an wenigen Standorten verfügbar sind. Digitale Hilfen für Angehörige, zum Beispiel in Form von Online-Gesprächsgruppen für FTD, können eine wertvolle Entlastung bieten und als hilfreiche Ratgeber fungieren. Die Deutsche Alzheimer Gesellschaft[21] und ihre bundesweiten Mitgliedsgesellschaften veranstalten regelmäßig Vorträge und Schulungen zum Thema, auch die Deutsche Gesellschaft für Frontotemporale Degeneration[22] und weitere Engagierte in ganz Deutschland haben solche Angebote.

Es ist wichtig, dass pflegende Angehörige so viel wie möglich über die Erkrankung lernen. Sie müssen eigentlich selbst zu Experten dieser besonderen Demenzform werden, um den Herausforderungen bestmöglich gerecht werden zu können. Und am Ende ist es auch der offene Umgang im eigenen familiären und sozialen Umfeld, der einen entscheidenden Beitrag zum Gelingen der Begleitung von Betroffenen leistet.

Mir kommt der Spruch »Es braucht ein ganzes Dorf, um ein Kind zu erziehen« in den Sinn, denn so empfinde ich es auch für die Begleitung eines Menschen mit FTD. Es sind die Unterstützung und Mitwirkung einer gesamten Gemeinschaft, nicht nur der unmittelbaren Familie, welche Menschen wie Bernhard ein Setting ermöglichen, in dem er trotz seiner und mit seinen Verhaltensauffälligkeiten ein Leben führen kann, das seinen Bedürfnissen entspricht und ihm seine Würde wahrt. Und ich bin mir sicher, dass Ute auch dann, wenn sich sein Zustand verschlechtert und er seine Freiheit nicht mehr in gewohnter Weise leben kann, eine Lösung finden wird, die seiner Persönlichkeit, seiner Lebensleistung und ihrer Liebe gerecht wird.

Das Glück der kleinen Dinge – Wenn Demenzerkrankungen erblich bedingt sind

Jessica liegt in Zimmer 20 auf Station M. Ich stehe seit bestimmt fünf Minuten vor ihrer Tür auf dem fensterlosen und spärlich beleuchteten Stationsgang der neurologischen Uniklinik Ulm, hektisch huschen mit Akten vollbepackte Ärzt:innen und abgekämpfte Pflegekräfte an mir vorbei. Noch mal Hände desinfizieren, in den Befunden blättern, E-Mails auf dem Handy checken. Zeit schinden. Ich trau mich nicht rein. Mein Beruf ist es, mit Patient:innen zu sprechen und jetzt stehe ich hier wie ein Schulmädchen vor einer Prüfung und schaffe es nicht, über die Schwelle zu treten. Absurd. Ich nestele noch ein bisschen an meinem weißen Kittel. Vielleicht schläft sie ja, wäre es nicht blöd, sie zu stören?

Lieber noch mal kurz auf die Toilette gehen. Dort angekommen wasche ich mir die eben erst desinfizierten Hände. Ich blicke auf, die Frau im Spiegel ist käseweiß, mir ist schlecht. Mit Menschen mit Demenz umzugehen ist eigentlich das, was mir in meiner Arbeit am meisten Freude macht, es fällt mir leicht, mich auf sie einzulassen. Meistens habe ich schon nach wenigen Minuten ein tiefes Gefühl des Verständnisses für die Welt, die sie als ihre Realität wahrnehmen. Aber die Frau, die ich jetzt untersuchen soll, bringt mich an eine Grenze und das aufgrund einer einzigen Tatsache: Sie ist jünger als ich. Sie ist 30 Jahre alt. Ohne es kontrollieren zu können, drängen Ängste in mir hoch, kriechen in mein Bewusstsein und beschleunigen meinen Puls. Was, wenn ich nicht zu ihr durchdringen kann? Was, wenn sie meine Anwesenheit ablehnt, gar mich als Person ablehnt? Nie hatte ich eine so junge Frau mit Demenz als Patientin. Und es verunsichert mich zutiefst, dass ich Angst empfinde. Angst, etwas falsch zu machen.

Jessica liegt in einem Pflegebett, die Seitengitter sind hochgefahren worden, damit sie nicht herausfallen kann, sie starrt an die Decke. Ich stehe an ihrem Bett und stelle mich vor, strecke ihr die Hand entgegen und bemerke meinen Fehler zu spät. Sie wird mir meine Hand ganz sicher nicht schütteln, denn Jessicas Arme und Beine sind gelähmt. Schlaffe Paresen nennen das die Ärzt:innen und sie machen Jessica völlig hilflos, da sie ihre Hände, Arme und Beine nicht mehr benutzen kann. Aber selbst, wenn sie eine normale Kontrolle über ihren Körper hätte, wäre ich nicht sicher, ob sie auf meine hingestreckte Hand als Symbol unserer Begegnung hätte richtig reagieren können. Jessica ist nicht nur hier wegen ihrer Lähmungen. Jessica, diese junge Frau, die kaum ein Leben hat leben dürfen, leidet an einer weit fortgeschrittenen Demenzerkrankung.

Bevor ich sie besuchte, habe ich mich durch ihre vielen Vorbefunde gekämpft. Jessica muss ein gescheites Kind gewesen sein, war bis zur Oberstufe im Gymnasium eine Musterschülerin und ging mit Begeisterung einer Vielzahl an Interessen nach. Ihr Vater, mit dem ich vor Jessicas Termin bei uns schon ein paar Mal telefoniert hatte, beschrieb sie mir vor ihrer Erkrankung als kreatives, aufgewecktes Mädchen. Die junge Frau vor mir kann ich mit diesen Erzählungen wahrlich kaum in Verbindung bringen. Jessica liegt nur da und reagiert kaum auf mich. Sie starrt an die

Decke, ab und zu wandern ihre Augen nervös (oder neugierig?) hin und her. Sie kann weder auf Fragen antworten noch Anweisungen befolgen, und zerbrechlich wirkt sie – unglaublich zerbrechlich. Mir jagt es einen kalten Schauder über den Rücken bei dem Gedanken daran, was sie durchgemacht haben muss. Wie grausam, wenn man nicht die Chance hat, gesund erwachsen zu werden. Jessica wird vielleicht nicht mehr lange bei uns sein und sie wird in ihrem Leben fast mehr Jahre mit einer Erkrankung zugebracht haben, als dass sie gesund war. Ich will ehrlich sein: Das macht mich tief betroffen und ich bin der festen Überzeugung, dass diese Betroffenheit sein darf. Bei aller professioneller Distanz, die man sich in meinem Beruf über die Jahre aneignet, sind mir meine eigenen Emotionen immer ein guter Kompass gewesen. Ich dränge sie nicht weg, ich halte sie aus. Denn sie lehren mich Existenzielles: Demut vor dem Leben.

Damals, im letzten Jahr vor dem Abitur, habe Jessica plötzlich Schwierigkeiten gehabt, ihre schulischen Leistungen zu halten. Als ihr Vater mir diese Episode erzählt, ist es schwierig für mich, mir ein umfassendes Bild dieser Situation zu machen. Was hatte sich denn konkret verändert? Es gelingt mir im Gespräch nicht wirklich, diese Frage zufriedenstellend beantwortet zu bekommen. Jessica habe sich einfach sehr zurückgezogen und nicht mehr viel von der Schule erzählt. Es gibt doch tausend Gründe, warum Teenager mal schlecht gelaunt seien, sagt ihr Vater, man habe sich erst gar keine großen Gedanken gemacht. Lehrer:innen hätten damals dann aber doch den Kontakt zu seiner Frau und ihm gesucht, um über den überraschenden Leistungsabfall zu sprechen. Jessica selbst hätten die schlechten Noten gar nicht so sehr gestört, was es schwer gemacht habe, überhaupt mit ihr darüber zu sprechen. Emotionslos habe sie Fragen von Lehrern und Angehörigen über sich ergehen lassen und ihre wortkargen Äußerungen hätten ihn zwischendurch wütend gemacht. Jahrelang habe man viel Geld und Zeit in Jessicas Ausbildung gesteckt und plötzlich fühlte es sich an, als träte sie das alles mit Füßen! Man habe dann Nachhilfelehrer:innen engagiert und alles versucht, das Ruder herumzureißen und sie wieder in die Spur zu bringen. Doch das klappte nicht. Sie habe sich wirklich schwergetan. Es sei ihr nicht möglich gewesen, komplexere Aufgabenstellungen strukturiert abzuarbeiten oder sich über eine längere Zeit zu konzentrieren. Manchmal wirkte sie unglaublich fahrig. Am Ende schloss sie trotz erheblichen Lernaufwands das Abitur mit 3.0 ab – und blieb damit weit hinter den Erwartungen zurück. Gleichzeitig seien natürlich alle froh gewesen, dass Jessica das Abitur überhaupt geschafft habe.

Die ganze Familie hoffte, dass es nun wieder leichter würde, wenn Druck und Stress abgefallen wären. Aber Jessica blieb weiterhin zurückgezogen und unnahbar. Selbst ihre Freund:innen konnten keinen Zugang mehr zu ihr finden, obwohl sie sich bemühten, sie weiterhin in den Freundeskreis einzubinden, Treffen organisierten und Nachrichten schickten. Doch ihr mangelndes Interesse hinterließ Spuren – es verletzte und ließ die Bemühungen ihrer Freund:innen irgendwann ins Leere laufen. Sie kamen einfach nicht mehr.

Jessica habe dann eine Ausbildung zur Industriekauffrau begonnen, aber auch hier sei es zu weiteren Leistungseinbußen gekommen. Sie bestand die Zwischenprüfungen nicht und erhielt eine Abmahnung. Etwa zu dieser Zeit habe Jessica Verhaltensauffälligkeiten entwickelt, die erst fast unbemerkt, dann in immer größerem Ausmaß ihr Leben bestimmten. Sie wurde zwanghaft, paranoid, und schien in einem endlosen Strudel aus sich wiederholenden Gedanken gefangen. Immer wieder hängte sie sich an Details auf, konnte sich von bestimmten Überzeugungen nicht lösen, egal wie oft man versuchte, sie zu beruhigen. Selbst in den banalsten Alltagssituationen eskalierten ihre Ängste. Während eines einfachen Arztgesprächs ging sie unzählige Male auf die Toilette – manchmal drei- oder viermal innerhalb von zehn Minuten. Es war innere Unruhe, es war Panik, es war irrational.

Ich berühre Jessica sanft am Arm und lächle sie an, bin ganz vorsichtig und versuche zu erspüren, ob sie den Körperkontakt angenehm findet. Ich glaube zu sehen, dass sie sich mehr und mehr entspannt, während ich ihr den Arm streichle, und bekomme Gänsehaut ob der unerwarteten Klarheit und Intimität dieses Augenblicks. Plötzlich kann ich all das in Jessica sehen, was sie wirklich ist: eine schöne, junge Frau, die wie ich Träume hatte in ihrem Leben. In deren Kinderzimmer genauso Poster ihrer Lieblingsbands gehangen haben und die wie ich mit Grinsen im Gesicht dem letzten Schulgong vor den Sommerferien entgegengefieberte. Eine geliebte Tochter, die zwei Menschen zu stolzen Eltern gemacht hatte. Eine fürsorgende Schwester, bei der man sich abends unter die Decke kuscheln durfte, wenn man bei Gewitter Angst hatte. Ich halte Jessicas Hand und spüre so viel mehr als nur Zuneigung – ich bin erfüllt von Respekt. Respekt vor ihrem Leben.

Menschen mit Demenz in einem so weit fortgeschrittenen Krankheitsstadium, in dem sie nicht mehr mit Worten kommunizieren und das Bett verlassen können, profitieren umso mehr von ganz basalen Stimulationen, die Geborgenheit, Liebe und Trost vermitteln und auf direkte Weise ermöglichen, mit der Welt in Kontakt zu treten. Dies kann alles sein, was unmittelbar anspricht, ohne dass wir Worte oder andere geistige Ressourcen brauchen: Die Stimme eines geliebten Menschen, sanfte Berührungen, ein vertrauter Geruch, ein gemochtes Musikstück – es gibt viele Wege, in Verbindung zu treten. Und diese sollten wir unbedingt nutzen.

Versuchen wir uns nur einen Moment lang vorzustellen, wie es sich anfühlt, nicht sprechen, sich nicht bewegen zu können, nicht zu verstehen, was um einen herum geschieht. Ich glaube, ich hätte furchtbare Angst. Diese Angst zu nehmen und Wohlbefinden zu stärken, muss das oberste Ziel im Umgang mit Menschen in weit fortgeschrittenem Demenzstadium sein. Auch jemand, der bettlägerig ist, ist noch hier und darf nicht vergessen werden. Dieses Leben ist erst vorbei, wenn wir unseren letzten Atemzug getan haben. Bis dahin bleibt die Würde des Menschen unantastbar. Bleibt der Mensch ein Mensch.

Nach einer gefühlten Ewigkeit verlasse ich Jessicas Zimmer und eile in Richtung Treppenhaus. Sie ist nicht die Einzige mit Demenzerkrankung in ihrer Familie. Ihr Vater wandte sich an unsere Klinik, nicht nur aus Sorge um sie – sondern auch aus Sorge um ihre Mutter, seine Ehefrau. Zwei Schicksale, die sich auf traurige Weise ähneln und diese Familie auf besondere Weise zusammenschweißen.

Ich treffe Jessicas Mutter nun zusammen mit ihrer älteren Tochter Stefanie in unserer neurologischen Hochschulambulanz. Während ich noch angestrengt versuche, mir die intensive, berührende Begegnung mit Jessica nicht anmerken zu lassen, begrüßen mich die beiden Frauen schon mit einem herzlichen, entwaffnenden Lächeln. Wow. Damit hatte ich nicht gerechnet. Ich war wie selbstverständlich darauf eingestellt, zwei von der Last ihres Schicksals gezeichneten Angehörigen gegenüberzutreten – allen voran Stefanie, die hier mit ihrer an Demenz erkrankten Mutter steht, während ihre ebenso erkrankte kleine Schwester drei Stockwerke über uns liegt. Vor mir stehen nun aber zwei augenscheinlich lebenslustige, gut gelaunte Frauen. Wir setzen uns in einen der schmucklosen Ambulanzräume und ich beginne, den Krankheitsverlauf von Jessicas und Stefanies Mutter zu erfragen. Grund ist, dass wir in den nächsten Tagen noch einmal eine ausführliche Diagnostik durchführen wollen, um die Erkrankung so exakt wie möglich beschreiben zu können.

Stefanie erzählt mir, dass sich ihre Mutter, wir nennen sie hier Frau F., ein paar Jahre, nachdem Jessica erkrankt war, ebenfalls zu verändern begonnen habe. Stefanie berichtet weiter, dass ihre Mutter früher eine stoische, durchaus zu Depressionen neigende Frau gewesen sei, sie inzwischen aber eine große Zufriedenheit ausstrahle. Dies sei an und für sich ja etwas Positives, doch sei es dabei nicht geblieben. Frau F. sei stets eine sehr sorgende Mutter gewesen, die aufgrund der Veränderungen ihrer Tochter unglaublich gelitten habe. In letzter Zeit bemerke die Familie jedoch, dass die Betroffene mehr und mehr das Interesse an Jessica verliere. Sie habe außerdem aufgehört, sich zu pflegen, kümmere sich nicht mehr um ihr Äußeres und wasche sich nicht mehr ausreichend. Fremden Menschen gegenüber sei sie wiederholt unflätig geworden, auch hier in der Ambulanz habe sie vorhin einen Mann ungefragt und zynisch auf sein Übergewicht angesprochen. Inzwischen könne Frau F. auch ihren Haushalt nicht mehr ausreichend selbst führen und brauche Unterstützung bei komplexeren Alltagstätigkeiten. Dennoch führe die Patientin wohl ein für sie selbst erfülltes Leben, sagt Stefanie, weswegen sie erst einmal keine ärztliche Abklärung eingeleitet hatten. Man habe auch lange nicht genau genug hinsehen wollen, weil die Familie so sehr mit Jessicas schwerer Erkrankung beschäftigt gewesen sei.

Das alles erzählt mir Stefanie, während ihre Mutter neben ihr sitzt. Diese nickt ab und zu zustimmend, scheint sich aber nicht persönlich angesprochen zu fühlen. Es gehe ihr gut, sagt sie, mehr aber auch nicht. Ich bin überrascht über die Klarheit, mit der Stefanie über die Veränderungen ihrer Mutter spricht. Sie wirkt dabei keineswegs abgeklärt oder distanziert, eher fürsorglich. Sie sucht immer wieder den Blickkontakt zu ihrer Mutter und lächelt sie liebevoll und aufmunternd an, zu keinem Zeitpunkt wirkt Stefanie verzweifelt oder verbittert. Ihre Mutter lauscht den Ausführungen ihrer Tochter immer wieder mit leicht süffisantem Lächeln, ich habe das Gefühl, sie ist sich der Tragweite ihrer Situation zu keinem Zeitpunkt bewusst. Stefanie reagiert ihrerseits in diesen Momenten mit gespieltem Empören, immer wieder lachen die Frauen befreit, necken sich, frotzeln. Voller Staunen blicke ich auf Stefanie, diese starke, junge Frau, die ihre Mutter mit so viel Humor und Zuneigung begleitet.

Ich mache im Anschluss an das Gespräch ein paar Tests mit Frau F., untersuche ihre Konzentrations- und Aufmerksamkeitsleistungen, ihr Gedächtnis, ihre Fähigkeit, Handlungen zu planen und flexibel zu denken. Sie tut sich schwer mit den Aufgaben, hat auch keine große Lust, mitzuarbeiten und bricht irgendwann ohne Erklärung ab. Dass dies der Situation nicht angemessen ist, bemerkt Jessicas Mutter nicht. Dass das Teil einer möglichen dementiellen Entwicklung ist, ebenso wenig. Wir machen weitere Untersuchungen, legen sie in unseren MR-Tomografen und machen Aufnahmen von ihrem Gehirn, entnehmen Nervenwasser und tragen weitere Befunde zusammen.

Stefanie weiß um die Symptome. Die Diagnose, die wir am Ende dieses Prozesses stellen, kommt für sie nicht überraschend. Die Familie hat nach allem, was sie durch Jessicas Erkrankung kennengelernt hat, schon Expertenwissen. Und so kommt es nicht von ungefähr, dass sie nach einer erblichen Komponente der Erkrankungen fragt. Wenn Mutter und Tochter an einer Demenz erkranken und beide teils weit vor dem 65. Lebensjahr Symptome entwickeln, muss eine erbliche Demenzvariante in Betracht gezogen werden. Soweit bekannt, ist auch ein Bruder von Frau F. betroffen, zu dem die Familie keinen Kontakt hat. In der Generation der Großeltern wird die Information undeutlicher, Frau F.s Vater sei wohl seltsam gewesen irgendwann, aber einen Namen habe es dafür nicht gegeben. Er habe irgendwann nicht mehr laufen können und sei dann gestorben. Schwierig für mich, mit solchen Aussagen zu arbeiten, es könnte durchaus sein, dass er ebenfalls eine neurodegenerative Erkrankung hatte, aber natürlich gab es dafür vor 20 oder 30 Jahren noch kein Bewusstsein wie heute. Die Menschen konnten keine Gedächtnissprechstunden besuchen oder eine differenzierte Diagnostik durchführen lassen, die MRT-Technologie beispielsweise wurde erst in den Achtzigerjahren erstmals in Forschungszentren eingesetzt und später im Verlauf der Neunziger- und Zweitausenderjahre Bestandteil der standardisierten Diagnostik bei Demenzerkrankungen.

Ich notiere diese Informationen dennoch und wir führen nach einem ausführlichen Beratungsgespräch durch einen ärztlichen Kollegen eine genetische Untersuchung durch, um einer möglichen erblichen Krankheitsursache auf den Grund gehen zu können. Hierfür nehmen wir bei Frau F. Blut ab und lassen es auf diejenigen Genveränderungen untersuchen, die laut aktueller Studienlage am häufigsten solche Demenzerkrankungen auslösen. Es wird einige Wochen dauern, dann werden wir erfahren, dass Frau F. und ihre Tochter Jessica tatsächlich eine Genmutation in sich tragen, welche für ihre Erkrankungen ursächlich ist.

Jessica war in unsere Klinik gebracht worden, um die Therapie zu optimieren. Dies ist zu jedem Zeitpunkt der Erkrankung sinnvoll, denn es gibt schließlich immer Ressourcen, die gestärkt werden können, seien sie noch so basal. Mit Stefanie und ihrer Mutter bleibe ich eng in Kontakt und biete ihnen sowohl die Teilnahme an verschiedenen Studien an als auch die Anbindung an unsere Spezialambulanz für FTD. Zum einen sind die Forschungserkenntnisse, die wir von genetisch bedingten Demenzerkrankungen gewinnen können, von unschätzbarem Wert, um mehr über die Erkrankungen zu lernen. Zum anderen möchten wir Frau F. auch deshalb engmaschig nachverfolgen, um behandlungsbedürftige Symptome rechtzeitig erkennen, sinnvolle Therapien verordnen und die Familie stets ausreichend beraten zu können. Zuletzt geht es auch um eine Teilnahme in Therapiestudien. Wird ein neuer Wirkstoff entdeckt, der genetisch bedingte Demenzerkrankungen beeinflussen kann, eröffnet sich die Möglichkeit, Patientinnen wie Frau F., die sich noch im frühen Stadium der Erkrankung befinden und deshalb optimal von einer solchen Therapie profitieren könnten, gezielt zu helfen.

Die beiden Frauen kommen ab dem Zeitpunkt alle drei Monate zu uns und jedes Mal geht es Frau F. ein klein wenig schlechter, zumindest wenn ich sie formal untersuche. Fragt man sie selbst nach ihrem Befinden, geht es ihr immer hervorragend. Stefanie begleitet ihre Mutter weiter zu jedem Termin und ich bemühe mich, auch ihrer Situation Raum zu geben. Nicht nur nimmt sie schon Abschied von ihrer kleinen Schwester, sondern ja auch irgendwie von ihrer Mutter. Die Rollen haben sich längst umgekehrt. Stefanie kümmert sich um ihre Mutter, während diese sich niemals darum sorgt, wie es ihren Töchtern geht. Die Empathielosigkeit ist Teil der Erkrankung, Frau F. kann nichts dafür, aber schwer ist es natürlich trotzdem.

Ob Stefanie nicht Angst habe, auch an Demenz zu erkranken, frage ich sie einmal. Nein, sagt sie, sie habe keine Angst mehr davor. Ihre Mutter wirke zufrieden, das schenke ihr inneren Frieden. Und sie hoffe und vertraue darauf, dass es ihr einmal ebenfalls so gut gehe, sollte sie eine solche Erkrankung entwickeln. Der Zusammenhalt in ihrer Familie schenke ihr großes Vertrauen und sie wisse, dass sie umsorgt wäre, sollte mit ihr etwas passieren. Das Leben könne auch schön sein, wenn es sich verändere.

An diesem Tag umarme ich Stefanie zum Abschied. Sie ist eine starke Frau.

WISSEN KOMPAKT:
Erkenntnisse für den Alltag mit Demenz

Es gibt eine Vielzahl von Ammenmärchen über die Ursachen von Demenzerkrankungen und manche halten sich erstaunlich beharrlich. Sind Sie auch mal gerügt worden, wenn Sie nach dem Öffnen eines Joghurtbechers den Deckel ableckten, weil Aluminium Demenzen auslösen würde? Diese Theorie entstand in den 1960er- und 1970er-Jahren und wurde später eindeutig widerlegt – dennoch ermahnte mich meine Oma noch in meiner Kindheit wiederholt, ich würde meine geistige Gesundheit gefährden, wenn ich auf ihrem Kanapee genüsslich ein wenig Joghurt vom Aluminiumdeckel schleckte. Und das war in den späten Achtzigerjahren.

In der antiken griechischen und römischen Medizin glaubte man an ein Ungleichgewicht der Körpersäfte, im Mittelalter gar an göttliche Strafen sowie dämonische Besessenheit und bis ins 19. Jahrhundert hielten sich Annahmen über moralische und charakterliche Schwächen als Ursachen geistigen Abbaus. Heute, dank der Entwicklung der modernen Medizin und wachsender Erkenntnisse im Bereich der Neurowissenschaften, sind die Ursachen von Demenz klarer und weit weg von allem Mystischen.

Komplett verstanden hat die Forschung noch nicht, wie Demenzerkrankungen entstehen. Aber wir können die Schädigungen im Gehirn, die für das Nachlassen der geistigen Fähigkeiten verantwortlichen sind, ziemlich gut nachvollziehen. So beispielsweise die Proteinablagerungen in und zwischen den Hirnnervenzellen, die bei der Alzheimer-Demenz und anderen fortschreitenden Demenzerkrankungen die Kommunikation zwischen den Zellen stören und letztendlich zu einem sich ausbreitenden Zelltod führen. Warum sich diese Proteinablagerungen bilden, ist immer noch Gegenstand der Forschung. Das Aluminium im Joghurtbecherdeckel können wir als Ursache schon mal abhaken, aber bewiesen ist, dass unsere Gene eine Rolle spielen. Bei einem bestimmten Prozentsatz der Demenzpatienten findet sich sogar ein einzelnes krankheitsverursachendes Gen, das im Laufe des Lebens all die Prozesse im Gehirn anstoßen wird, die sich dann in immer stärkeren Einschränkungen der geistigen Leistungsfähigkeit bemerkbar machen.

Bei der Alzheimer-Demenz ist es besonders die früh einsetzende familiäre Form der Krankheit, die mit bestimmten Genveränderungen in Verbindung gebracht wird. Wissenschaftler:innen gehen davon aus, dass etwa ein bis fünf Prozent der Fälle davon betroffen sind.[23] Bei den Frontotemporalen Demenzen (FTD) spielen Genmutationen eine noch viel zentralere Rolle in der Entstehung der Erkrankung, etwa 30 Prozent der Fälle haben hier eine familiäre Vorbelastung.[24]

Jessica und ihre Mutter tragen eine MAPT-Mutation in sich. Das MAPT-Gen in seiner gesunden Form ist für die Entstehung des Proteins Tau zuständig, das im Gehirn eine wichtige Rolle spielt, um den Nährstofftransport in unseren Nervenzellen zu ermöglichen. Es wirkt wie eine Art Stabilisator für das »Schienennetz«, auf dem Nährstoffe und andere Substanzen effizient innerhalb der Zellen weitergeleitet werden. Die Mutation im MAPT-Gen führt dazu, dass die Tau-Proteine verklumpen. Dies beeinträchtigt die Nervenzellen so sehr, dass sie schließlich absterben. Passieren diese toxischen Prozesse im Stirn- und Schläfenlappen, entwickeln Betroffene eine FTD, also fortschreitende Verhaltensauffälligkeiten und/oder Sprachstörungen. Sie werden im Verlauf immer hilfloser im Alltag und schlussendlich pflegebedürftig. Jessicas Erkrankung manifestierte sich bereits in sehr jungem Alter – das ist auf jeden Fall ungewöhnlich. Erstaunlich war auch, dass ihre Mutter viel später erkrankte und einen wohl viel langsameren Verlauf hatte.

Nicht jede Person, die an einer Demenz erkrankt, wird auf genetische Ursachen untersucht, da die Mehrheit der Fälle trotz allem nicht eindeutig erblich bedingt ist. Menschen, die beispielsweise hochbetagt an Alzheimer erkranken, haben nur mit einer äußerst geringen Wahrscheinlichkeit eine ursächliche Genmutation. Aber gerade, wenn jemand jung an einer fortschreitenden Demenz erkrankt, kann eine genetische Untersuchung sinnvoll sein. Dafür muss nur Blut abgenommen werden. Die Probe wird dann an einem humangenetischen Institut untersucht. Komplex jedoch ist vorher der Entscheidungsprozess innerhalb der Familien. Findet man nämlich ein erkranktes Gen, so hat der oder die Betroffene diesen Defekt mit fünfzigprozentiger Wahrscheinlichkeit an seine Kinder vererbt.

Überlegen Sie einmal, was es mit Ihren Kindern machen würde, wenn sie wüssten, ihre Mutter oder ihr Vater hat eine erbliche Demenzerkrankung. Ihre Kinder würden sich vielleicht große Sorgen machen, die Genveränderung ebenfalls in sich zu tragen. Welche Konsequenzen würden daraus folgen? Würden sie ihr Leben anders leben, wenn sie wüssten, dass sie wahrscheinlich nicht gesund alt werden können? Würden sie sich dagegen entscheiden, Kinder zu bekommen? Und was, wenn sie schon Kinder haben? Solche und weitere Fragen werden im Rahmen einer humangenetischen Beratung vor einer genetischen Untersuchung adressiert. Diese ist in Deutschland vorgeschrieben und kann nur von geschulten Fachleuten, zum Beispiel von Ärzt:innen mit Zusatzqualifikation, durchgeführt werden. Die Beratung muss sicherstellen, dass die betroffene Person über Ziel, Ablauf, Bedeutung, Risiken und mögliche Konsequenzen der Untersuchung informiert ist.

Jessicas Schwester Stefanie entschied sich gegen eine humangenetische Untersuchung und weiß dennoch, dass sie eine fünfzigprozentige Wahrscheinlichkeit hat, den Gendefekt ebenfalls in sich zu tragen. Ihre Lebensfreude und die Art und Weise, wie sie die Erkrankung ihrer Angehörigen annehmen kann, ohne zu verbittern, ist bemerkenswert.

Auch im Angesicht von Krankheit und dem erwarteten, unumgänglichen Verlust geliebter Menschen haben wir die Möglichkeit, selbst zu entscheiden, wie wir damit umgehen. Unsere Gedanken formen unsere Welt. Wir können zerbrechen an dem Schmerz, den das Leben für uns bereithält, oder wir können an ihm wachsen. Jeder von uns kennt Momente der Hoffnungslosigkeit sowie Situationen, in denen wir weder ein noch aus wissen und die Last auf unseren Schultern untragbar scheint. Diese Momente darf es geben. Niemand kann immer stark sein. Der Schlüssel zu einem erfüllten Leben liegt vielleicht darin, Schicksalsschläge nicht als Strafe zu sehen und sich ihnen nicht zu ergeben. Glück findet sich oft im Kleinen, ganz Unscheinbaren. Mein großes Glück am Tag, als ich Jessica kennenlernen durfte, war es, ihr durch sanfte Berührungen einen Moment des Wohlfühlens geschenkt zu haben. Für mich war dies ein Augenblick für die Ewigkeit.

»Irgendein Depp mäht irgendwo immer« – Personalisierte Aktivierung von Menschen mit Demenz

Ich möchte nun eine sehr persönliche Geschichte mit Ihnen teilen – ein Erlebnis, das meine Sicht auf die Begleitung von Menschen mit Demenz nach vielen Jahren meiner Arbeit noch einmal grundlegend verändert hat. Mein Lehrmeister hierfür war keine meiner Patient:innen, sondern mein Schwiegervater. Es fällt mir nicht leicht, über ihn zu schreiben, denn ich bin mir sicher, dass er diese Art von Öffentlichkeit nicht gewollt hätte. Wirklich nichts liegt mir ferner, als ihn vorzuführen, und ich will behutsam mit dem umgehen, was sowohl mein Schwiegervater als auch wir als Familie erlebt haben, als er an Demenz erkrankte. Ich wünsche mir, dass seine Geschichte auch Ihnen helfen kann, Menschen mit Demenz noch einfühlsamer und individueller zu begleiten. Wo auch immer mein Schwiegervater jetzt ist – ich hoffe, dass er voller Wohlwollen auf mich blickt und spürt, wie wichtig seine Geschichte für mein Leben war.

Hans wurde im Frühjahr 1939 kurz vor Beginn des Zweiten Weltkriegs in Brenntenberg in Böhmen geboren und als kleiner

Junge zusammen mit über drei Millionen weiteren Sudetendeutschen aus seiner Heimat vertrieben. Ich weiß nicht viel über seine Kindheit und Jugend in einem kleinen Ort in Bayerisch-Schwaben, wo seine Familie ein neues Leben begonnen hatte, aber ich weiß, dass schon damals seine Liebe zum Fußball entflammt sein musste. Über 60 Jahre später, als ich seinen Sohn kennenlernte, konnte er auf ein beeindruckendes Lebenswerk zurückblicken. Er hatte den Fußballverein seines Heimatorts über Jahrzehnte hinweg entscheidend mitgeprägt und gestaltet. Und auch nach dem Ende seiner aktiven Zeit im Verein blieb er ihm treu und verbrachte seine Samstage und Sonntage am liebsten im Schwabenstadion, wo er seine Mannschaft unterstützte.

Bei den Heimspielen war Hans schon von Weitem zu erkennen – mit seiner Baskenmütze, einen Vereinsschal um den Hals und stets neben der Tribüne, niemals darauf. Mit stoischer Ruhe und vorzugsweise allein verfolgte er jedes Spiel. Oft sah man ihn auch unter der Woche am Spielfeldrand bei den Trainingseinheiten der Ersten Mannschaft – immer begleitet von seinem treuen Schäferhund Merlin.

Hans wohnte in einem alten Häuschen, das an unser Grundstück grenzte. Vor unseren Terrassen erstreckte sich ein weitläufiger, gemeinsamer Garten, am Ende gesäumt von einem kleinen Fluss – auf dessen ruhigem Wasser manchmal Schwäne in malerischer Idylle vorbeizogen, fast wie aus einem kitschigen Postkartenmotiv entsprungen. Ich erlebte Hans als echten Eigenbrötler und das mochte ich sehr an ihm. Vielleicht, weil ich selbst auch ein bisschen eine Eigenbrötlerin bin und ihn deshalb so gut verstand – diesen wortkargen, aber gutherzigen Mann. Meist blieb er für sich, mied abseits des Fußballplatzes Menschenansammlungen und war somit auch in unserer Familie nicht sehr präsent. Er war kein Mann großer Worte; seine Fürsorge für seinen Sohn und mich zeigte sich eher in kleinen Gefälligkeiten. So war eine seiner Lieblingsbeschäftigungen das Mähen seines und unseres Rasens; dieser Tätigkeit ging er ungefragt und, wenn es das Wetter erlaubte, gefühlt fast täglich gewissenhaft und ausgiebig nach. Ganz ehrlich, er trieb mich damit manchmal in den Wahnsinn – der Lärm seines Rasenmähers war ohrenbetäubend. Trotzdem waren sein Sohn und ich ihm natürlich auch dankbar. Oft standen wir schmunzelnd in der Küche, blickten auf den fleißigen Hans, wie er im Garten arbeitete, und zitierten Reinhard Meys bekannte Zeilen: »Wenn der Sommer kommt, hilft nur die Flucht ins Zimmer. Irgendein Depp mäht irgendwo immer.«

2013 erlitt Hans – gefühlt aus dem Nichts – einen Schlaganfall. Er war damals Anfang 70, und wir hatten ihn stets als topfit wahrgenommen, niemals hätten wir damit gerechnet, dass ihm etwas zustoßen könnte. Auch wenn wir eigentlich alle wissen, dass man im Alter nie vor Krankheiten gefeit ist, so ist es doch ein Schock, wenn es tatsächlich passiert. Hans hatte eine Mediaischämie rechtshirnig bei bekanntem ACI-Verschluss rechts und infolgedessen eine residuelle linksseitige Hemianopsie. Das bedeutet, er hatte einen Schlaganfall in der rechten Hirnhälfte aufgrund eines verschlossenen Blutgefäßes, der sein Sehvermögen auf der linken Seite dauerhaft einschränkte. Hans erholte sich, dennoch bedeutete dieser Vorfall eine Zäsur. Die Tragweite empfand ich damals als enorm. Ich hatte schon immer ein gutes Gespür für lebensverändernde Situationen und ich wusste schon im Moment des Anrufs aus der Klinik, dass nichts mehr sein würde, wie es war. Dafür machte ich schon zu lange meinen Job – der Schlaganfall war erst der Anfang, und es sollten tatsächlich noch herausfordernde Jahre auf uns zukommen.

Auch wenn Hans erst einmal nur wenige längerfristige Schäden davongetragen hatte, glitt er in den darauffolgenden Jahren schleichend in eine Demenz. Die gefäßbedingten Veränderungen in seinem Gehirn nahmen weiter zu, gleichzeitig stellten meine

Kolleg:innen eine fortschreitende Schrumpfung in den zentralen Gedächtnisbereichen des Gehirns fest. Daneben zeigten sich Proteinveränderungen im Nervenwasser, die stark auf eine Alzheimer-Erkrankung hinwiesen.

So richtig bewusst wurde mir das, als ich ihn eines Tages in meine Klinik holte, um ihm eine neurogeriatrische Rehabilitation zu ermöglichen. Ich dachte, es täte ihm gut, zwei Wochen lang geballt Therapien zu bekommen, um seinen Zustand bestmöglich zu stabilisieren. Aber der Aufenthalt war ein einziger Kampf. Ich schaffte es nicht, Hans zu erklären, warum die Reha gut für ihn ist. Ich wurde ständig im Büro angerufen und gebeten, auf Station zu kommen, weil Hans mal wieder versuchte, auszubüxen. Jeden Tag packte er seine Tasche und drängte nach Hause, weil er sich um seinen Hund kümmern wollte. Ich rannte ihm hinterher, flehte und bat ihn inständig, doch bitte zu bleiben – doch er ignorierte mich. Egal, wie oft ich ihm versicherte, dass es dem Hund gut ging, dass er bestens versorgt war und er sich keine Sorgen machen müsse – meine Worte schienen ihn nicht zu erreichen. Hans war so sehr in der Sorge um sein Tier gefangen, dass er meine Erklärungen gar nicht mehr aufnehmen konnte. Seine Gedanken kreisten unaufhörlich um das Wohlergehen seines Hundes und ließen keinen Raum für Beruhigung. Erst dachte ich, er mache das mit Absicht. Typisch Hans. Aber es dauerte nicht lange, da dämmerte mir die Erkenntnis, dass er meine Erklärungen tatsächlich nicht vollumfänglich verstehen konnte. Es war ihm nicht mehr möglich, die Situation zu erfassen und einzusehen, dass der Reha-Aufenthalt zu seinem Besten war, nur zwei Wochen dauerte und er dann wieder nach Hause dürfe. Hans hatte eindeutig eine demenzielle Erkrankung.

Ab diesem Zeitpunkt versuchten wir als Familie, ihn enger zu begleiten, doch das stellte sich schon nach kurzer Zeit als Ding der Unmöglichkeit heraus. Hans ließ sich nicht begleiten. Er wollte anscheinend nur eins: seine Ruhe. Egal, was ich ihm vorschlug, um den Abbauprozess zu verlangsamen, er lehnte es ab. Unterstützung für zu Hause? Lehnte er ab. Pflegedienst? Lehnte er ab. Mehr unter Leute gehen? Lehnte er ab. Ergotherapie? Lehnte er ab. Hörgeräte, damit wenigstens dieser Risikofaktor für geistigen Abbau gebremst wäre? Lehnte er ab. Ich könnte dieses Buch allein mit Beispielen seiner unnachgiebigen Sturheit füllen.

Das alles war für mich schwer auszuhalten, dabei ist es doch mein Beruf und meine Berufung, Menschen mit Demenz zu begleiten. Nie hätte ich gedacht, dass ich, eine Demenzexpertin, mich als Angehörige erneut so hilflos fühlen würde. Der Wunsch, die Hilflosigkeit zu überwinden, war erst der Grund gewesen, dass ich mich beruflich für das Thema Demenz entschieden hatte. Ich war Anfang 20, als ich meine geliebte, an Demenz erkrankte Großmutter begleitet hatte. Ich hatte rein gar nichts über Demenz und Pflege gewusst und mich ständig überfordert gefühlt. Ich hatte einfach keine Möglichkeit gefunden, ihr etwas Lebensqualität zu erhalten, ihr ein gutes Leben mit dieser Diagnose zu ermöglichen. Nach ihrem Tod war ich von Schuldgefühlen zermürbt und erschöpft gewesen. Und so fühlte es sich fast wie eine Art Wiedergutmachung an, mich dann um andere Familien zu kümmern. Bis heute empfinde ich meine Arbeit als eine Hommage an meine Oma.

Und dann kam Hans. All mein Wissen, all meine Erfahrung als Expertin schienen an ihm abzuprallen. Selbst die liebevolle Fürsorge seines Sohnes und seiner Enkelin konnte ihn nicht erreichen oder gar lenken. Und auch wenn ich den Familien, die ich berate, immer wieder sage, dass man Entscheidungen auch mal gegen den Willen des oder der Erkrankten treffen muss: Hier erlebte ich die Grenzen all der guten Ratschläge, die ich in meinem Berufsalltag erteile. Weil die Begleitung von Menschen mit Demenz komplex ist und die Realität ebenso. Weil gut gemeinte

Ratschläge niemals all das abbilden können, was diese Welt für uns bereithält.

Hans wurde über die Jahre seiner Erkrankung immer passiver und teilnahmsloser und verlor (anscheinend) immer mehr das Interesse an den Dingen, mit denen er sich früher beschäftigt hatte. Fußballspiele besuchte er nur noch selten und mit der Zeit gar nicht mehr; es wurde für ihn aufgrund seiner kognitiven Beeinträchtigungen immer beschwerlicher, dem Spielverlauf zu folgen. Und eine begleitende Seh- und Hörschwäche nahm ihm wohl zusätzlich die Motivation. Nur noch mühsam konnte er den Rasen mähen, weil seine körperlichen Kräfte abnahmen. Und so beließen wir es mit der Zeit dabei. Am sichersten und wohlsten fühlen sich Menschen mit Demenz eh in ihrem gewohnten Umfeld und am meisten profitieren sie von Routinen, nicht wahr? Das Problem war aber, dass Hans auch zu anderen aktivierenden Tätigkeiten nicht zu bewegen war. Eine Tagespflege lehnte er kategorisch ab, und obwohl ich sonst immer dafür plädiere, es wenigstens einmal zu versuchen, war mir klar, dass dies bei Hans nichts bringt. Eigenbrötler bleibt Eigenbrötler. Gruppenangebote waren nichts für ihn und das wollte ich gerne respektieren. (Man möge bei mir später bitte dasselbe tun, denn schon als Kind habe ich weder gern gebastelt noch Spiele gespielt, und daran wird sich nichts ändern, sollte ich eines Tages an Demenz erkranken. Ich wünsche mir von Herzen, dass ich dann von Menschen umgeben bin, die meine Bedürfnisse verstehen und mir einfach ein Klavier ins Zimmer stellen.)

Der Begriff »Tagespflege« ärgert mich übrigens immer ein wenig, weil er dem großartigen Konzept, das dahintersteckt, einfach nicht gerecht wird. Viele Menschen wollen solch ein Angebot nicht wahrnehmen, weil sie aufgrund der Begrifflichkeit Vorurteile haben. Dabei ermöglichen Tagespflegeeinrichtungen ihren Gästen wertvolle Stunden in Gemeinschaft, was unendlich sinnvoll ist, um Isolation und Einsamkeit vorzubeugen.

Über die Jahre schritt Hans' Erkrankung fort und mit ihr seine massive Lethargie. Es schien, als könne ihn nichts mehr hinter dem Ofen hervorlocken. Daneben ging es ihm auch körperlich immer schlechter. Wenn möglich, ließ man ihn keinen Schritt alleine gehen, denn er stürzte schnell und hatte sich schon des Öfteren verletzt. Es hätte ihm sicherlich geholfen, einen Rollator zu benutzen, aber auch wenn er im Alltag schon sehr hilflos war – einen festen Willen hatte er dennoch. Und dieser Wille beinhaltete, keine Gehhilfe nutzen zu wollen. Es half dabei auch nicht, ihm die Vorteile zu erklären, denn Erklärungen verstand er nicht. Normalerweise saß er aber ohnehin, bis auf kleine Gehrunden mit seiner Frau, den ganzen Tag in seinem Sessel und döste.

Die Situation war zutiefst belastend. Es zerriss uns als Familie das Herz, ihn so zu sehen, denn es schien, als sei kaum etwas von dem geblieben, was ihn einst ausgemacht hatte. Hans wirkte wie ein Schatten seiner selbst. Doch dann kam jener Tag, der uns eines Besseren belehrte – der Tag, an dem Hans uns zeigte, dass er immer noch Hans war.

Wir wissen nicht, was den Auslöser gab. Wir wissen nicht, ob dieser Tag wirklich anders war als die unzähligen davor. Wir wissen nur, dass Hans – trotz seiner Apathie und Antriebslosigkeit – eines Nachmittags in einem unbeobachteten Moment aufstand und selbstständig in den Garten lief. Dort angekommen, fiel sein Blick auf seinen alten Rasenmäher – sein liebstes Hobbygerät aus gesunden Tagen. Das Teil hatte immer unter zwei großen Fichten gestanden und wurde von meinem Schwiegervater vermeintlich schon lange nicht mehr beachtet. Dachten wir jedenfalls. Denn heute triggerte ihn das Gerät. Er wollte mähen. Und ein Rasenmäher mit Verbrennungsmotor braucht: Benzin.

Ich muss noch einmal kurz einordnen, an welchem Punkt seiner Erkrankung mein Schwiegervater da war. Seine Demenz war zu diesem Zeitpunkt weit fortgeschritten, er sprach nicht mehr, war nicht orientiert, schien hilflos. Inwiefern er Menschen, die in seinem Leben eine Rolle gespielt haben, noch erkannte, war schwer einzuschätzen, denn sein Gesicht war maskenhaft, die Mimik fast wie erstarrt, nur selten gelang ihm ein kleines Lächeln. Die Steifigkeit seiner Muskeln ließ jede Bewegung zu einem Kraftakt werden, er konnte (eigentlich) nicht alleine aufstehen, an Treppensteigen war längst nicht mehr zu denken und jeder kleine Absatz barg die Gefahr zu stürzen.

Umso erstaunlicher war, was dann geschah: Mein Schwiegervater wollte tatsächlich den Rasen mähen – und er wusste genau, was dafür zu tun war. Entschlossen schob er den Rasenmäher auf die Straße und machte sich auf einen 1,5 Kilometer langen Fußmarsch zur nächsten Tankstelle. Zielstrebig und offenbar bestens orientiert, schob er das Gerät den ganzen Weg bis in die Stadt. An der Tankstelle angekommen, wählte er die richtige Zapfsäule, betankte den Rasenmäher korrekt mit Benzin und machte sich wieder auf den Heimweg. Erlauben Sie mir, hier kurz zu schmunzeln: Bezahlt hat mein Schwiegervater nicht (passt zu ihm, er gab nie gern Geld aus). Auf dem Rückweg entschied er sich nicht für den schmalen Gehweg, sondern marschierte direkt auf der Hauptstraße, hinter sich eine wachsende Autoschlange. Man kann sich vorstellen, wie die Situation weiterging: Passanten, die die Situation beobachteten, schlugen Alarm. Schließlich wurde sein Sohn verständigt, der sich dann auf den Weg machte, um ihn aufzugabeln – oder besser gesagt, ihn zu Fuß nach Hause zu begleiten. Die Aufregung im Ort war groß, die Bestürzung ebenso. Wenn ein Mensch mit Demenz sich anders verhält als wir es gewohnt sind, reagieren wir oft mit Mitleid und Betroffenheit. »Der arme Mann, seht, was aus ihm geworden ist!« Ich jedoch sehe das ganz anders.

Klar war die Aktion gefährlich. Hans hätte stürzen und sich verletzen oder andere in einen Unfall verwickeln können. Aber: Können wir an diesem Punkt bitte auch kurz anerkennen, welch beeindruckende Fähigkeiten und Ressourcen mein Schwiegervater in dieser Situation gezeigt hat? Ich hatte ihn als Menschen in einem weit fortgeschrittenen Demenzstadium beschrieben, der völlig hilflos und allumfassend auf Unterstützung im Alltag angewiesen war. Sein Ausflug machte uns allen deutlich, wie sehr wir ihn unterschätzt hatten. Und es rührt mich zu Tränen, wenn ich daran denke, welche ungeahnten Kräfte in jener Zeit noch in ihm gesteckt hatten.

WISSEN KOMPAKT: Erkenntnisse für den Alltag mit Demenz

Im Gehirn entstehende Demenzen müssen nicht zwangsläufig durch ein fortschreitendes, mit Eiweißablagerungen assoziiertes Nervenzellsterben definiert sein. Die sogenannte vaskuläre Demenz ist nach der Alzheimer-Demenz die zweithäufigste Form der Demenz und entwickelt sich durch Durchblutungsstörungen im Gehirn.[25] Jahrelanger Bluthochdruck und zu hoher Cholesterinspiegel, schlecht eingestellter Diabetes mellitus und ein ungesunder Lebensstil sind Gift für unsere Gefäßgesundheit. So ist diese Demenzform sicherlich die am besten kontrollierbare, wenn wir es schaffen, auf uns zu achten und unsere Gesundheit über alles stellen. Hören Sie idealerweise JETZT mit dem Rauchen auf, um der ständigen nikotinbedingten Gefäßverengung, der Bildung von Ablagerungen und weiteren Schädigungen in Ihren Arterien entgegenzuwirken.

Hans hatte neben solchen gefäßbedingten Veränderungen auch alzheimertypische Auffälligkeiten im Nervenwasser und einen Hirnschwund im Bereich des Hippocampus, der für Gedächtnisprozesse wichtig ist, sodass auch eine Alzheimer-Demenz diagnostiziert werden konnte. In Kombination mit den vaskulären Schädigungen sprechen wir in solchen Fällen von einer »gemischten Demenz«. Diese Form, die sowohl degenerative als auch gefäßbedingte Ursachen hat, ist besonders häufig bei älteren Menschen anzutreffen.

Hans ließ sich, wie beschrieben, mit den üblichen Aktivierungsangeboten für Menschen mit Demenz kaum erreichen. Dinge wie Basteln, Puzzeln oder Quizzen, wie sie in Tagespflegeeinrichtungen oft angeboten werden, bereiteten ihm keine Freude. Er mochte es auch nicht, mit anderen gemeinsam zu essen oder Kaffee zu trinken. Es schien unmöglich, ihn zu irgendetwas zu motivieren – bis wir durch den Vorfall mit seinem abenteuerlichen Rasenmäherausflug erkannten, dass Hans durchaus noch aktivierbar war. Wir hatten ihm einfach nur die falschen Angebote gemacht. Mein Schwiegervater wollte schlicht und einfach das tun, was er auch früher gern getan hatte. Wie absurd logisch war diese Erkenntnis für uns alle!

Menschen mit einer Demenzdiagnose bleiben Personen mit individuellen Bedürfnissen, Neigungen und Interessen und es muss unser gesamtgesellschaftliches Ziel sein, diese Individualität zu schützen. Am anderen Ende der Lebensspanne ist es für uns eine Selbstverständlichkeit, Kindern Hobbys und Freizeitbeschäftigungen ihren eigenen Neigungen entsprechend zu ermöglichen. Das eine Kind will Fußballspielen, das andere lieber ein Instrument lernen. Niemals kämen wir auf die Idee, alle Kinder auf Pferde zu setzen. Warum also fällt es uns manchmal so schwer, Menschen mit Demenz diese Individualität zu lassen?

Wir sollten ihre Interessen und Neigungen nutzen, denn sie können Trigger, also Auslöser, sein, um sie an sich selbst zu erinnern. Beschäftigungen für Menschen mit Demenz könnten so vielfältig sein wie die Menschen selbst und es sollte unser aller Ziel sein, Individualität zu erhalten. Mein Schwiegervater wollte den Rasen mähen, nicht Spiele spielen oder Mandalas ausmalen.

Manchmal mähte er, nachdem wir ihm regelmäßig seinen Rasenmäher zur Verfügung stellten, stundenlang eine einzige Bahn. Aber ist das nicht egal? Geht es nicht einfach nur darum, dass er tun konnte, was er früher gern getan hatte? Nicht Leistung muss das Ziel sein, sondern Wohlbefinden.

Mein Schwiegervater war immer ein Kümmerer gewesen. Er mähte meinem Mann und mir jahrelang den Rasen, obwohl wir das gut hätten selbst tun können. Das war nun mal seine Art, Zuneigung zu zeigen und sich um seine Familie zu kümmern. Dass er diesen Drang noch hatte, als er schon schwer erkrankt war, finde ich zauberhaft und bewies, dass er nicht grundsätzlich jede Beschäftigung ablehnte. Fußball und Rasenmähen – das waren die Dinge, die er brauchte. Und auch wenn er, wie ich vorhin beschrieben hatte, Fußballspielen nicht mehr folgen konnte und nicht mehr ins Stadion ging, so war der Erfolg seines Heimatvereins immer in seinem Kopf. Als er nahezu vollständig damit aufgehört hatte, zu sprechen und wir gar nicht mehr sicher waren, ob er uns noch versteht, stand er manchmal am Wochenende vor unserer Haustür, um von seinem Sohn das Ergebnis des letzten Spieltags zu erfragen. Unglaublich, oder?

Menschen mit Demenz zu aktivieren, ihre Herzen zu berühren und ihnen gleichzeitig einen Zugang zu verloren geglaubten Erinnerungen zu ermöglichen, ist meiner Meinung nach der Grundstock dafür, ihnen ihre Würde zu wahren. Die allermeisten Menschen genießen es beispielsweise, ihre Lieblingsmusik von früher hören, singen oder sogar spielen zu können. Auch hier ist mir der Aspekt der individuellen Neigungen und Vorlieben wichtig. Nicht jeder mag alte Schlager. Und auch wenn ich total verstehen kann, dass man gerade im Gruppensetting wie beispielsweise in stationären Pflegeeinrichtungen Lieder anbieten möchte, die die breite Masse erreichen, so wünsche ich mir sehr, dass man dennoch auch auf den Musikgeschmack der Einzelnen eingeht.

Meine Oma, Jahrgang 1930 und schwäbische Hausfrau, sang eher widerwillig mit, wenn in ihrem Pflegeheim mal wieder »Hoch auf dem gelben Wagen« geschmettert wurde. Ihr Lieblingssong war über Jahre »Out of the dark« von Falco, und ich erinnere mich an unzählige Situationen in meiner Kindheit, in denen wir das Radio aufdrehten, um beseelt dem düsteren Sprechgesang des Austropop-Sängers zu lauschen. Meine Oma war einfach cool.

Es geht nicht nur um Wohlbefinden, wenn wir nach geeigneten Aktivitäten für Menschen mit Demenz suchen: Das Gehirn hat in seiner fast grenzenlosen Komplexität (wir sprechen von schätzungsweise 86 Milliarden Nervenzellen, die in über 100 Billionen Nervenzellverbindungen miteinander kommunizieren) enormes Potenzial, Schädigungen zu kompensieren. Demenzerkrankungen, die mit einem fortschreitenden Absterben von Nervenzellen einhergehen, führen zwar im Alltag zu einem zunehmenden Verlust von Fähigkeiten und Fertigkeiten. Dennoch ist es bis zu einem gewissen Grad möglich, das noch gesunde Hirngewebe so zu stärken, dass Abbauprozesse verlangsamt werden. Die Aktivierung von Menschen mit Demenz durch körperliche Aktivität, geistige Anregung, soziale Interaktion oder sensorische Stimulation erfüllt dann für das Gehirn einen ähnlichen Zweck wie das Training eines Sportlers für seine Muskulatur und Ausdauer.

Leider erzählen mir immer wieder Angehörige, dass ihre erkrankten Liebsten rasch abzubauen scheinen, wenn sie über einen längeren Zeitraum nicht aktiviert wurden. Dies begegnet mir besonders häufig, wenn Betroffene eine Kurzzeitpflege in Anspruch nehmen, in den Pflegeeinrichtungen nicht ausreichend integriert werden können und diese Zeit dann buchstäblich absitzen. Kurzzeitpflegeangebote sind sehr wichtig, um Angehörige zu entlasten und ihnen dringend benötigte Erholungsphasen zu ermöglichen, damit sie ihre Pflegeaufgaben langfristig bewältigen können. Gleichzeitig stehen die Heime vor der Herausforderung, den individuellen Bedürfnissen der Pflegebedürftigen gerecht zu werden, ohne dass sie die Personen kennen.

Sollten Sie für einen Angehörigen einen Kurzzeitpflegeaufenthalt planen, suchen Sie bitte, wenn möglich, im Vorfeld das Gespräch mit der Heimleitung. Lassen Sie sich erklären, welche Routinen in dem jeweiligen Heim gelebt werden, welche Aktivitäten angeboten werden und ob die Möglichkeit besteht, therapeutische Angebote in Anspruch zu nehmen. Besprechen Sie konkrete Maßnahmen, Ihren Angehörigen bzw. Ihre Angehörige an der Wohngemeinschaft teilhaben zu lassen. Weil Beschäftigung und Aktivierung wichtig sind. Dabei ist eine ganzheitliche Anregung als besonders wertvoll einzuschätzen, also die Aktivierung so vieler Sinne wie möglich. Studien zeigen, dass eine solche multisensorische Stimulation ein wirksames Mittel sein kann, neben Wohlbefinden auch die geistigen Funktionen zu fördern sowie positive Effekte auf die Stimmung der Betroffenen zu erzielen.

Einmal Pflegeheim und zurück – Über eine beeindruckende Suche nach Lebensqualität

Gabriela sitzt mir gegenüber – zumindest virtuell, denn wir sprechen per Videotelefonie, beide in unseren eigenen vier Wänden vor unseren Computern. Ihr Leben als pflegende Angehörige ist ziemlich durchgetaktet, weshalb uns ein Treffen auf diese Weise am einfachsten schien. Mein Wunsch ist, mit ihr einmal in Ruhe über ihr Leben mit ihrem an Demenz erkrankten Ehemann sprechen zu können, denn ihre Geschichte ist außergewöhnlich. Bereits nach wenigen Minuten erscheint der erste Grund, warum: Ihre neunjährige Tochter Emma, die fröhlich in die Kamera winkt.

Gabriela und ihr Mann Konrad standen mitten im Leben und waren Eltern eines Kleinkindes, als erste Symptome einer Demenzerkrankung bei Konrad alles veränderten und für die ganze Familie eine völlig neue Lebenssituation ankündigten. Mit Fortschreiten der Erkrankung musste Gabriela schließlich die schwierige Entscheidung treffen, ihren Mann in die sorgenden Hände eines Pflegeheims zu geben, wo er professionelle Unterstützung und Betreuung erhalten konnte – der Spagat zwischen der Erziehung ihrer Tochter, der Betreuung ihres Mannes und ihrer Berufstätigkeit war mit der Zeit zu kräftezehrend geworden. Doch der zweite, bemerkenswerteste Teil ihrer Geschichte ist, dass sie es nicht dabei beließ, als sichtbar wurde, dass das Heim ihrem Mann nicht guttat: Trotz aller Herausforderungen holte sie ihn vor einem halben Jahr kurzerhand wieder nach Hause zurück.

Es war Frühjahr 2020, die Coronapandemie hielt die ganze Welt in Atem, Angela Merkel und die Bundesregierung riefen den ersten Lockdown in Deutschland aus. Bei uns in der Klinik hieß das – wie überall – Ausnahmezustand: Studienvisiten und Team-Meetings wurden abgesagt, die Kolleginnen und Kollegen in den Büros und Sekretariaten wurden ins Homeoffice geschickt und wir Ärzt:innen und Psycholog:innen besorgten uns mobile Plexiglasscheiben, die wir von Untersuchungszimmer zu Untersuchungszimmer schleppten, um doch irgendwie unsere Patient:innen sehen zu können. Und dann die aufwendigen Coronatests, denn es gab noch keine Schnelltests: Wir trugen die Abstriche in zwanzigminütigen Fußmärschen selbst ins Zentrallabor und warteten stundenlang auf die Ergebnisse. Genau in dieser Zeit bemerkte Gabriela die ersten Veränderungen an ihrem Mann. Jetzt, mit Abstand, könnten bestimmte Auffälligkeiten auch schon ein bis zwei Jahre nach der Geburt ihres Kindes aufgetreten ein, aber damals hatte Gabriela diese nicht als krankheitswertig einordnen können. Doch jetzt schärfte sich ihr Bewusstsein für das, was vor sich ging: Es geschah zuerst in Gesprächen – ganz subtil, fast schleichend. Mal ein Fehler im Satzbau, dann wieder ein vertauschtes Wort, alles zunächst mit Stress erklärbar. Die Situation war ja für alle nicht einfach, nicht wahr?

In den nächsten Monaten wurden die Schwierigkeiten immer deutlicher, Konrad hatte plötzlich Probleme beim Umgang mit Zahlen und beim Ausfüllen von Formularen. Beim Schreiben ließ er immer wieder Buchstaben aus. Sprach Gabriela in zu langen Sätzen mit ihm, machte es den Anschein, als verstehe er sie nicht richtig. Das Interesse an sozialen Kontakten schwand. Und er tat sich schwerer im Umgang mit seiner kleinen Tochter. Irgendwann versuchte er beim Mittagessen, seine Suppe mit einem Messer zu löffeln – es war höchste Zeit, das alles durchchecken zu lassen.

Der hinzugezogene Neurologe war gut, er äußerte ziemlich schnell den Verdacht auf eine Erkrankung aus dem Formenkreis der Frontotemporalen Demenzen (FTD). Konrad war gerade mal 60 Jahre alt, hatte ein kleines Kind, absolutes Worst-Case-Szenario also. Als Gabriela und er zu uns in die Spezialsprechstunde für FTD kamen, konnten wir den Verdacht leider nur bestätigen. Das Leben der Familie würde sich nun ändern, und das auf eine Weise, auf die unser Demenzversorgungssystem nicht ausgerichtet ist: Der Patient nicht mehr erwerbsfähig, die betreuende Ehefrau plötzlich Alleinverdienerin und dazu eine kleine Tochter, die mindestens ebenso viel Aufmerksamkeit bedarf wie der Vater. Gabriela tat ihr Bestes, aber auf Dauer ist eine solche Situation ohne Unterstützung nicht zu schaffen. Die Aufnahme in ein Heim schien wie ein Hoffnungsschimmer am Horizont: Nah am Zuhause von Gabriela und Emma, hätten sie die Möglichkeit, Konrad immer zu besuchen, und wüssten ihn doch in professionellen, liebevollen Händen.

In der stationären Einrichtung, in die Konrad zog, war ein so junger Patient die absolute Ausnahme. Die Betreuungs- und Pflegekräfte überschätzten ihn, denn man sah ihm seine Erkrankung nicht an, er wirkte körperlich fit. Sie überwachten seine Medikamenteneinnahme nicht, stellten ihm die Tabletten einfach ins Zimmer. Fazit: Er nahm sie nicht. Die fehlende Ansprache und unpassende Aktivierungsangebote führten dazu, dass er sich täglich in der Stadt herumtrieb, maßlos Essen, vor allem Süßigkeiten, kaufte und aß, was schließlich immer wieder zu Blutzuckerentgleisungen führte. Sie überließen ihm auch die Körperpflege, weil sie annahmen, er könne das noch selbst.

Konrad baute in rasantem Tempo ab. Gabriela hatte das Gefühl, dass dies nicht nur auf das Fortschreiten seiner Erkrankung zurückzuführen war, sondern auch darauf, dass ihn niemand forderte oder sich überhaupt mit ihm beschäftigte. Schließlich fühlte sie sich jeden Tag verpflichtet, selbst vor Ort zu sein, um sich um ihren Mann zu kümmern. Die Hoffnung, dass er in einem auf Demenz spezialisierten Heim besser betreut und versorgt wäre als zu Hause, stellte sich als trügerisch heraus. Und so beschloss sie eines Tages, ihre Entscheidung zu revidieren. Warum sollte der Einzug in ein Pflegeheim eine Einbahnstraße sein? Wenn diese Wohnform nicht passt, kann man nachjustieren. Genau das tat Gabriela – und erfand für sich und ihre Familie ein neues Wohnkonzept.

Als Mutter wusste sie, dass sie für sich und ihre Tochter eine Rückzugsmöglichkeit brauchte, einen Ort, an dem sie für sich sein konnten. Als Ehefrau wusste sie, dass ihr Mann seine Familie brauchte. Und das Familienleben. Sie entschied sich für einen ungewöhnlichen Weg, der den Bedürfnissen aller Beteiligter am ehesten gerecht wurde: Sie mietete die Wohnung neben ihrer eigenen an und definierte die Räumlichkeiten so, dass ihr Mann alleine sein konnte, wenn er oder sie es brauchten, sie aber gleichzeitig Familienzimmer hatten, in denen sie zusammen sein konnten. Bis heute funktioniert dieses Modell, unterstützt durch externe Hilfe und eine gute ärztliche Betreuung in unserer Spezialambulanz. Konrads seltene Demenzvariante erfordert eine äußerst spezialisierte, auch medikamentöse, therapeutische Begleitung, die am besten gelingt, wenn der:die behandelnde Ärzt:in über umfangreiche Erfahrung verfügt.

Konrad wurde wieder viel selbstständiger, er lernt heute sogar mit seiner Tochter für die Schule und profitiert auch für sich selbst von der geistigen Anregung, dem spielerischen Lernen und der Gemeinschaft. Im Pflegeheim sei er aufgrund der fehlenden Ansprache immer apathischer geworden, habe den Anschein gemacht, kaum noch etwas eigenständig bewältigen zu können. Heute sind verloren geglaubte Fähigkeiten wieder da.

Konrad kann inzwischen nicht mehr einige Stunden lang allein in der Wohnung bleiben. Daher hat Gabriela frühzeitig ein komplettes Homeoffice eingerichtet, das es ihr nun ermöglicht, von zu Hause aus zu arbeiten. Sie wechselt zwischen einer Woche Arbeit daheim und einer Woche im Büro, jeweils 4 Stunden täglich. Während ihrer Arbeitszeit unterstützt eine private Pflegekraft, sodass Gabriela ihren beruflichen Verpflichtungen nachgehen kann. Ihre Tochter profitiert von der neuen Situation ebenfalls – das Verhältnis zwischen ihr und ihrem Vater bessert sich. Das liegt auch daran, dass Gabriela sich bemüht, ihrer Tochter die Erkrankung kindgerecht zu erklären: Emma und ihre Freunde, die zu ihr nach Hause kommen, könnten es sich gut bildlich vorstellen, wenn man ihnen erklärt, dass alles, was wir wissen, in einem Bücherregal aufbewahrt ist. Papas Demenz bewirkt, dass ab und zu Bücher aus diesem Regal auf den Boden fallen und er sie dann nicht mehr benutzen kann. Wenn zum Beispiel das Buch »Lesen« herunterfällt, kann Papa eben nicht mehr lesen. Deswegen ist Papa aber immer noch Papa. Das Regal hat unendlich viele Bücher.

Wenn ich Gabriela von der Person sprechen höre, die Konrad vor seiner Erkrankung war, kann ich selbst durch den Bildschirm den Respekt und die Liebe spüren, die sie für ihn empfindet. Konrad hatte ein Restaurant geleitet, muss ein sehr kommunikativer, umgänglicher und eloquenter Mensch gewesen sein – umso trauriger, dass die Erkrankung ihm zuerst die Sprache nahm. Das Bewusstsein für seine Veränderungen fehlt ihm jedoch, sodass Konrad weniger leidet, als man meinen könnte. Eine Gnade sei das für ihn, sagt Gabriela nachdenklich. Und ich merke ihr an, wie sehr ihr Schicksal an ihr zehrt. Gleichzeitig ist da auch ganz viel Lebensmut. Denn Konrad ist immer noch da – und Teil ihrer Familie.

WISSEN KOMPAKT:
Erkenntnisse für den Alltag mit Demenz

Gabrielas Weg ist so besonders, weil er eine vorgefasste Meinung infrage stellt: Dass ein Pflegeheim als letzte Lebensstation gelten muss. Das Pflegesystem in Deutschland basiert auf mehreren zentralen Säulen, um die Versorgung pflegebedürftiger Menschen sicherzustellen – die vollstationäre Pflege ist eine ganz zentrale davon. Neben dem betreuten Wohnen, den Tagespflegeangeboten und ambulanten Pflegediensten bildet sie einen unverzichtbaren Teil des pflegerischen Versorgungssystems. Rund 11 700 Alten- und Pflegeheime gibt es im Moment in Deutschland, in denen über 900 000 Pflegeplätze angeboten werden. Sie werden für Menschen mit Demenz häufig dann genutzt, wenn die häusliche Betreuung und Pflege nicht mehr gelingen, denn diese erfordert enorme Kraft, Zeit und ein hohes Maß an Fachwissen. Ich bin fest davon überzeugt, dass die Begleitung im eigenen Zuhause nur dann langfristig erfolgreich sein kann, wenn ein stabiles Unterstützungsnetzwerk – sowohl innerhalb der Familie als auch durch externe Hilfe – für ausreichend Entlastung sorgt. Doch selbst mit Unterstützung gibt es Grenzen, die zu achten und zu respektieren genauso viel Energie verlangt. Viele pflegende Angehörige fühlen sich irgendwann überfordert und empfinden diese Überforderung als persönliches Versagen.

Das ist jedoch ein Irrtum. Pflegebedürftigkeit darf nicht als persönliche Verantwortung allein betrachtet werden, sondern als gemeinsame Aufgabe von Familie, Fachkräften und gesellschaftlichen Strukturen. Die Herausforderungen in der Pflege von Menschen mit Demenz sind vielfältig und erfordern kontinuierliche Anpassung. Im Verlauf der Erkrankung werden die Betroffenen zunehmend abhängig und benötigen immer mehr Unterstützung bei alltäglichen Grundbedürfnissen wie der Nahrungsaufnahme, dem Ankleiden, der Körperpflege und der Einnahme von Medikamenten. Hinzu kommen oft schwer verständliche Verhaltensänderungen wie Unruhe, Gereiztheit oder Verwirrtheit, die für Laien kaum einzuschätzen sind und selbst erfahrene Fachkräfte vor große Herausforderungen stellen.

All dies wird noch komplizierter durch die emotionale Belastung, die die Angehörigen tragen. Die ständige Kränkung durch das Gefühl, die Kontrolle über die Situation zu verlieren, und die tiefe Trauer um den schleichenden Verlust des geliebten Menschen belasten zusätzlich. Die Person, die einst vertraut war, verändert sich zunehmend, und der emotionale Abschied beginnt lange bevor das eigentliche Ende kommt. Diese emotionale Dimension, die oft im Hintergrund abläuft, ist ebenso schmerzhaft wie die körperlichen und praktischen Anforderungen der Pflege.

Deshalb bieten stationäre Pflegeeinrichtungen einen geschützten Lebensbereich, in dem die Betroffenen von ausgebildeten Fachkräften umsorgt werden. Viele Bewohnerinnen und Bewohner profitieren sehr von dem Setting, welches ihnen hier angeboten wird: Die Pflege wird von Personen übernommen, die im Umgang mit Menschen mit Demenz geschult sind, die dort gelebte Gemeinschaft wirkt wohltuend und anregend und die Angehörigen können die gemeinsame Zeit wieder mehr genießen, wenn die Care-Arbeit von anderen übernommen wird.

Gleichzeitig dürfen wir nicht ausblenden, dass Pflegeheime auch berechtigter Kritik ausgesetzt sind: Der Personalmangel ist vielerorts dramatisch, Zeit für individuelle Zuwendung fehlt wie im Beispiel von Konrad häufig, und nicht alle Einrichtungen können den besonderen Bedürfnissen von Menschen mit Demenz gerecht werden. Diese strukturellen Probleme spiegeln nicht nur politische Versäumnisse wider, sondern auch gesellschaftliche Prioritätensetzungen und wirtschaftliche Interessen, die zulasten der Lebensqualität von Betroffenen und ihren Angehörigen gehen. Es ist also wichtig, sich stationäre Pflegeeinrichtungen schon im Vorfeld genau anzusehen. Denn es gibt sie, die »guten« Heime, in denen ein würdevoller und wertschätzender Umgang mit Bewohner:innen sehr wohl gelebt wird. Viele Einrichtungen haben jedoch lange Wartelisten, da der Bedarf an qualitativ guter Pflege stetig steigt. Das erschwert kurzfristige Aufnahmen und erfordert von Angehörigen viel Vorausplanung, Geduld und Organisation. Umso entscheidender ist es, sich frühzeitig mit möglichen Optionen auseinanderzusetzen – idealerweise, noch bevor eine akute Situation entsteht.

Wenn es dann so weit ist: Wie können wir den Umzug einer geliebten Person in ein Pflegeheim so angenehm wie möglich gestalten? Es ist völlig nachvollziehbar, dass sich bei einer so bedeutenden Entscheidung zunächst Schuldgefühle einstellen. Für viele Familien ist dieser Schritt mit emotionalen Belastungen verbunden, und ich erlebe oft, wie schwer es Angehörigen fällt, diesen Moment anzunehmen. Nicht selten wird die Entscheidung daher hinausgezögert, solange es irgendwie möglich erscheint. Vielleicht ist es aber gar nicht immer der beste Weg, einen Umzug erst dann in Betracht zu ziehen, wenn die Pflege und Begleitung zu Hause an die absoluten Grenzen stoßen. Wenn diese Überforderung eintritt, kann die daraus resultierende, oft akute Entscheidung für eine stationäre Pflegeeinrichtung schnell das Gefühl vermitteln, versagt zu haben.

Ich möchte Sie korrigieren, sollten Sie sich an diesem Punkt befinden: Sie haben nicht versagt. Sie geben Ihren Angehörigen in gute Hände. Umsorgt von professionell ausgebildeten Pflegefachkräften, welche Ihnen die Sicherheit geben können, Ihren Angehörigen gut aufgehoben zu wissen. Es wird Ihnen die Möglichkeit geben, Ihre Beziehung wieder zu leben, weil Sie durch die Entlastung und Abgabe der Pflegeverantwortung wieder mehr Kraft haben werden, für Ihren Partner, Ihre Eltern oder wen auch immer Sie begleiten, da zu sein. Dieser Umzug bedeutet nicht, dass Sie Ihren Angehörigen allein lassen, ganz im Gegenteil. Sie können dennoch ein gemeinsames Leben führen. Sie haben selbst in der Hand, wie es nun weitergeht. Erlauben Sie sich, sich selbst zu pflegen, indem Sie die Ruhephasen nutzen, die Sie zu Hause haben. Und verbringen Sie mit Ihrem Angehörigen ganz bewusst die gemeinsame Zeit.

Viele Angehörige haben das Gefühl, die betroffene Person zu hintergehen, wenn sie einen Umzug in ein Pflegeheim planen. Die Frage, ob man den Patienten wirklich hintergeht, ist komplex. In der Pflege und Betreuung von Menschen mit Demenz geht es ja darum, in ihrem besten Interesse zu handeln, gerade weil sie es in dem Moment aufgrund ihrer kognitiven Beeinträchtigungen nicht vollumfänglich verstehen können. Das bedeutet nicht, dass Sie ihn absichtlich täuschen, sondern dass Sie Entscheidungen treffen, die ihm langfristig helfen – auch wenn er sie momentan ablehnt.

Die Ablehnung eines Umzugs in ein Pflegeheim ist übrigens eine sehr häufige Reaktion und stellt viele Familien vor große Herausforderungen; Sie sind also nicht allein, sollten Sie diese Situation kennen. Viele Menschen lehnen den Gedanken an ein Leben im Pflegeheim kategorisch ab, solange sie gesund sind. Das ist kaum verwunderlich – die wenigsten verbinden solche Einrichtungen spontan mit positiven Vorstellungen. Das bedeutet aber nicht, dass wir nicht dennoch dort ein schönes Lebensumfeld haben könnten, in welchem wir uns wohlfühlen würden.

Je weiter fortgeschritten eine Demenz am Punkt der Entscheidung für ein Pflegeheim ist, desto schwieriger wird es, dem betroffenen Menschen zu erklären, warum und dass ein Umzug erfolgen wird. Versuchen Sie, in kleinen Schritten zu kommunizieren. Erzählen Sie Ihrem Angehörigen beispielsweise zunächst nur, dass eine Entlastung geplant ist, ohne den kompletten Umfang zu thematisieren. Stellen Sie das Pflegeheim nicht als Endstation dar, sondern als einen Ort, der zusätzliche Unterstützung bietet und den Alltag erleichtert. Vielleicht haben Sie die Möglichkeit, mit Ihrem Angehörigen eine Art »Schnuppertag« wahrzunehmen, um dort ein paar Stunden zu verbringen, gemütlich einen Kaffee zu trinken und die Menschen im Heim schon einmal kennenzulernen. Auch wenn Gedächtnisstörungen schon weit fortgeschritten sind, kann so ein Ort mit der Zeit als vertraut wahrgenommen werden. Sie müssen jedoch unter Umständen damit umgehen, dass es dauern wird, bis sich Ihr Angehöriger wirklich wohlfühlt.

Menschen mit Demenz haben oft Schwierigkeiten, Veränderungen zu verarbeiten. Lange Debatten um das Warum und Was sind kräftezehrend und wenig zielführend, weil den Betroffenen die geistigen Ressourcen fehlen, diese Diskussionen wirklich zu führen. Sie können Ihre Argumente nicht reflektieren oder verinnerlichen, werden wahrscheinlich am ehesten von ihren Emotionen übermannt werden: der Angst, aus ihrem sicheren Zuhause weggehen zu müssen. Vermeiden Sie längere Gespräche, um diese Überforderung zu umgehen.

Nutzen Sie den Austausch mit anderen Angehörigen, die ähnliche Erfahrungen gemacht haben. Dies kann sehr entlastend und inspirierend sein, denn viele Meschen machen sehr wohl positive Erfahrungen mit einem Pflegeheim. Selbsthilfegruppen sind ideale Orte, um von anderen zu lernen und sich selbst in der eigenen Entscheidungsfindung zu stärken.

Planen Sie den Umzug und schaffen Sie eine sanfte Übergangsphase, indem Sie das neue Zimmer so heimelig wie möglich gestalten. Ein erst einmal fremder Ort ist weniger fremd, wenn er Vertrautes enthält. Ein Lieblingssessel, Bilder und Fotos oder eine Decke – jeder Gegenstand, der ihr oder ihm etwas bedeutet und der häufig um sie oder ihn herum war, hilft beim Ankommen.

Manche Pflegeheime bitten Angehörige, in der ersten Zeit nach dem Umzug auf Besuche zu verzichten, und ich erlebe oft, dass viele Familien dies schwer nachvollziehen können. Die Sorge, dass der geliebte Mensch sich allein gelassen fühlen könnte, ist absolut verständlich. Schließlich möchte man durch Präsenz zeigen, dass man weiterhin für ihn da ist und ihn keineswegs »abgeschoben« hat. Sollten Sie sich so fühlen, möchte ich Ihnen versichern, dass Ihre Gedanken völlig berechtigt und nachvollziehbar sind. Dennoch hat diese Bitte der Kolleginnen und Kollegen im Heim einen guten Grund: Sie benötigen Zeit, um Ihre:n Angehörige:n kennenzulernen und eine vertrauensvolle Beziehung aufzubauen. Diese Eingewöhnungsphase kann für den Pflegeprozess entscheidend sein, da sie den Übergang erleichtert und eine stabile Basis für die Betreuung schafft.

Vielleicht können Sie diesen Punkt nachvollziehen und diese erste Zeit nutzen, um selbst etwas zur Ruhe zu kommen: Sorgen Sie aktiv für Ihr eigenes körperliches, emotionales, soziales und geistiges Wohlbefinden. Gönnen Sie sich Zeit, um zu entspannen, füllen Sie den Tag mit Erlebnissen, die Ihnen ganz persönlich guttun. Selbstpflege ist kein Egoismus, sondern eine Form der Selbstverantwortung – sie hilft, Stress zu reduzieren, Resilienz aufzubauen und Kraft zu tanken, um für Ihren erkrankten Menschen da sein zu können.

Letztlich – und im Hinblick auf die Geschichte von Gabriela und ihrem Mann – bleibt anzuerkennen, dass das Wohlbefinden eines Menschen in einer Wohngemeinschaft, wie sie ein Pflegeheim darstellt, individuell ist und nicht im Voraus vorhergesagt werden kann. Jeder Mensch bringt seine eigene Lebensgeschichte, seine Bedürfnisse und seine Anpassungsfähigkeit mit, wodurch sich die Erfahrungen in einem Pflegeheim von Person zu Person unterscheiden können. Die allermeisten Menschen leben sich in solchen Einrichtungen gut ein, viele genießen das Leben und die Gemeinschaft dort. Dennoch wird sich nicht jede Person in der Gemeinschaft einer Pflegeeinrichtung wohlfühlen. Es gibt Menschen, die dort dauerhaft unglücklich bleiben. Es erfordert viel Kraft und Größe, sich dann dieser Problematik zu stellen und Lösungswege zu suchen, mögen sie auch noch so individuell sein.

Gabrielas Entscheidung, den Umzug ihres Mannes in ein Pflegeheim rückgängig zu machen, gebührt Respekt. Sie beschloss, die häusliche Pflege noch einmal zu versuchen, indem sie das Wohlbefinden ihres Mannes in den Mittelpunkt stellte, ihre ganz persönliche Lebens- und Wohnsituation als Basis für eine mögliche Betreuung hernahm und kreative Ideen zuließ. Es war ein Glücksfall, dass die Nachbarwohnung in ihrem Mietshaus frei wurde. Und sie davon überzeugt war, dass ihr Mann mehrere Stunden alleine verbringen kann. Gemeinsam mit einem professionellen Pflegedienst, Essen auf Rädern und dem unbedingten Willen, so viel wie möglich über die Erkrankung zu lernen, konnte sie ein Setting organisieren, das sie als berufstätige Frau ausreichend entlasten konnte.

Als Konrad erkrankte, waren es zuerst Sprachstörungen, die seine Ehefrau aufhorchen ließen. Demenzerkrankungen, die mit Sprachstörungen beginnen, werden als Primär Progrediente Aphasie (PPA) bezeichnet, was bedeutet, dass jemand nach und nach die Fähigkeit verliert, zu sprechen, zu verstehen oder Wörter zu finden. Das passiert, weil Teile des Gehirns, die für Sprache wichtig sind, nach und nach geschädigt werden. Der US-amerikanische Schauspieler Bruce Willis ist der wahrscheinlich prominenteste Patient mit dieser Erkrankung und ermöglicht dieser seltenen Demenzform ein Spotlight, das helfen kann, ein größeres Bewusstsein für seltenere Demenzformen zu schaffen. Die PPA gehört zu den Frontotemporalen Demenzen (FTD), die wie die Alzheimer-Demenz ein fortschreitendes Nervenzellsterben im Gehirn bedeuten und den Betroffenen immer mehr Fähigkeiten im Alltag nehmen.

Die PPA wird in drei Unterformen eingeteilt: Eine Variante bedingt, dass die Patient:innen das, was sie sagen wollen, schlechter aussprechen können, Grammatikfehler machen und gerade längere Sätze schlechter verstehen. Eine zweite Variante führt dazu, dass sie die Fähigkeit verlieren, die Bedeutung von Dingen zu erkennen, und dass ihr Wortschatz schrumpft. Die dritte Variante geht vor allem mit Wortfindungsstörungen einher, was bedeutet, dass die Patient:innen sehr wohl wissen, was sie sagen wollen, es ihnen aber nicht gelingt, den Begriff abzurufen. Diese Unterform tritt häufig als Sonderform einer Alzheimer-Erkrankung auf, beide Demenzformen – FTD und Alzheimer – vermischen sich in dieser Erkrankung.

Die größte Herausforderung für pflegende Angehörige besteht oft darin, die Sprachstörungen anzuerkennen und geduldig mit diesen umzugehen. Druck auszuüben – sei es bewusst oder unbewusst – indem man den Erkrankten das Gefühl gibt, sie antworten nicht schnell genug, kann dazu führen, dass sich die Sprachstörungen situativ noch weiter verschärfen. Denn Stress und Anspannung können die kognitiven Fähigkeiten akut beeinträchtigen und es den Betroffenen noch schwerer machen, sich an Gesprächen zu beteiligen. Sind sie entspannt und fühlen sich sicher, stabilisiert das ihre Kommunikationsfähigkeit. Umgekehrt können unangenehme oder stressige Situationen die Sprachstörungen verschlimmern. Deshalb ist es wichtig, eine ruhige und unterstützende Atmosphäre zu schaffen, in der die Erkrankten das Gefühl haben, sich Zeit lassen zu können, etwas zu sagen, ohne unter Druck zu stehen.

Lassen Sie Gesprächspausen bewusst zu und geben Sie den Betroffenen Zeit, um zu antworten, ohne sie zu unterbrechen oder die Antwort vorwegzunehmen. Verwenden Sie eine klare und einfache Sprache und vermeiden Sie komplexe Sätze und Fragen. Fördern Sie auch eine nonverbale Kommunikation: Augenkontakt, Berührungen oder Gesten können helfen, eine Verbindung herzustellen, wenn die verbale Kommunikation stockt. Geduld und Empathie sind hierbei der Schlüssel, um das Selbstwertgefühl der Betroffenen zu stärken und die Kommunikationsfähigkeit so gut wie möglich aufrechtzuerhalten.

Da solche Sprachstörungen als Teil einer fortschreitenden Hirnerkrankung zunehmend auftreten, ist ein regelmäßiges Training der sprachlichen Fähigkeiten sinnvoll und wichtig. Menschen mit PPA haben die Möglichkeit, dauerhaft Logopädie in Anspruch zu nehmen, da es sich um eine chronische Erkrankung handelt, deren Verlauf durch diese nicht-medikamentöse Therapie positiv beeinflusst werden kann. Die Krankenkasse spricht hier von einer »Behandlung außerhalb des Regelfalls«. Weisen Sie Ihre behandelnden Ärztinnen und Ärzte gerne darauf hin, sollten sie dies nicht wissen.

Das Ziel der logopädischen Therapie ist dann ein bestmöglicher Erhalt sprachlicher Fähigkeiten durch regelmäßiges Üben. Sie führt unterstützende Kommunikationshilfen ein wie Gestik, Mimik, Zeichnungen oder technische Hilfsmittel. Als besonders wertvoll erachte ich computergestützte Lösungen, die individuell auf die Bedürfnisse der Nutzerinnen und Nutzer zugeschnitten sind und ihnen so neue Möglichkeiten eröffnen, sich mitzuteilen. So können zum Beispiel auf einem Touchscreen ausgewählte Icons in geschriebene oder gesprochene Sprache umgewandelt werden. Auch entwickeln die Therapeut:innen individuelle Strategien zum Umgang mit Defiziten und behandeln belastende Symptome wie Schluckstörungen.

Bislang können fortschreitende Demenzerkrankungen nicht geheilt werden. Doch die regelmäßige Anwendung nicht medikamentöser Therapieansätze kann dazu beitragen, den Abbauprozess zu verlangsamen, ein Gefühl von Selbstwirksamkeit zu fördern und die Lebensqualität der Betroffenen zu erhalten. Deshalb haben sie für mich einen unschätzbaren Wert.

Ein zweites Leben – Demenz als Fehldiagnose und wie man sie vermeiden kann

Es gibt ein – zumindest empfinde ich es so – großes Tabuthema innerhalb des ohnehin immer noch tabubehafteten Themas Demenz; eine in der öffentlichen Wahrnehmung völlig ausgeblendete und verdrängte Tatsache, welche, wie die Erkrankung selbst, Lebenswege dramatisch verändern und Schicksale prägen kann: Demenz als Fehldiagnose. Auch wenn solche Situationen im öffentlichen Diskurs kaum auftauchen, so gibt es sie weit häufiger, als Sie vielleicht glauben. Studien legen nahe, dass der Prozentsatz an Fehldiagnosen bei Demenz bis zu 20 Prozent betragen kann.[26] Herbert Brandner wusste dies natürlich ebenso wenig wie Sie, als sein Arzt ihm eine Demenzdiagnose mitteilte und damit sein Leben auf den Kopf stellte. Es sollte Jahre dauern, bis wir ihm nicht weniger schenken konnten als: ein zweites Leben.

Herbert Brandner ist Mitte 50, Schulbegleiter und arbeitet mit Schülerinnen und Schülern, die in einem anderen Land geboren wurden und nach Flucht oder Vertreibung nun in Deutschland zur Schule gehen. Die Herausforderungen sind groß, denn die Kinder sprechen Deutsch nicht als Erstsprache und lernen es gerade erst. Kulturelle Unterschiede tun ihr Übriges, es kommt immer wieder zu Missverständnissen, denn das Verhalten der Kinder kann von Normen geprägt sein, die in Deutschland ganz anders wahrgenommen oder fehlgedeutet werden. Ganz davon abgesehen kämpfen sie auch mit Diskriminierung. Mal werden sie nicht ausreichend gefördert, weil man grundsätzlich geringere Erwartungen an sie hat, mal werden sie von Mitschülern ausgegrenzt. Manchmal merken das die Lehrerinnen und Lehrer nicht einmal, da sie selbst in ihrer Wahrnehmung von gesellschaftlichen Stereotypen beeinflusst sind. Diese internalisierten Bilder von bestimmten Personengruppen müssen oft aktiv und bewusst reflektiert und hinterfragt werden, um eine faire und inklusive Lernumgebung zu schaffen.

Herbert Brandner tut sein Bestes, um den ausländischen Kindern Integration und einen guten Start in ein neues Leben in Deutschland zu ermöglichen. Er ist das, was man gemeinhin als Gutmensch bezeichnen würde und auch, wenn dieser Begriff oft despektierlich verwendet wird, so verstehe ich persönlich ihn als Kompliment. Ab und zu gibt Herbert vielleicht zu viel von sich selbst, er steckt all seine Energie in die schulischen Probleme seiner Schützlinge und macht sie zu seinen eigenen. Das zehrt an ihm. In letzter Zeit schläft er schlecht, ist oft unkonzentriert und bemerkt schließlich, dass sein Gehör nachlässt. Letztlich ist es diese Verschlechterung seines Hörvermögens, die ihn dazu bringt, seinen Hausarzt aufzusuchen.

Er überweist Herbert in eine radiologische Praxis, um mit einer strukturellen Aufnahme des Gehirns eine schwerwiegende Ursache für die Hörminderung auszuschließen. Das MRT liefert erfreulicherweise keine Auffälligkeiten in Bezug auf das Hörvermögen. Doch die Untersuchung bringt einen Nebenbefund ans Licht – einen Befund, der ganz zufällig entdeckt wird und Herberts allgemeine Gesundheit infrage stellt: Herberts Gehirn sieht geschrumpft aus. Bestimmte Hirnwindungen wirken schmächtiger als sie in seinem Alter sein sollten. Die Ärzt:innen sind sich sicher: Das ist eine Atrophie. Ein Schwund von Hirnmasse. Den sieht man bei neurodegenerativen Erkrankungen, die mit einem fortschreitenden Verlust von Nervenzellen im Gehirn einhergehen. Herbert kam in die Praxis, um eine Hörminderung abklären zu lassen. Hinaus geht er mit einem Verdacht auf eine Demenzerkrankung.

Der Kurzbrief, den er in der radiologischen Praxis erhält, wird ihm ohne große Erklärungen einfach in die Hand gedrückt. Herbert steht zu Hause in der Küche und versucht nun in den paar Zeilen, die die Ärztinnen und Ärzte geschrieben haben, etwas Beschwichtigendes zu lesen, irgendetwas, das den Befund relativiert. Aber er findet nichts. »Beurteilung: Globale Hirnatrophie. Keine intrakranielle Blutung. Keine Raumforderung. Kein frischer Infarkt. Verdacht auf demenzielle Entwicklung.« Herbert liest den Befund bestimmt zehnmal, der Fachjargon und sein fehlendes Expertenwissen erschweren die Interpretation. Aber grundsätzlich versteht er sehr wohl: Globale Hirnatrophie. Demenzielle Entwicklung. Ein Albtraum.

Herbert wird krankgeschrieben, wäre jedoch selbst ohne diese Krankschreibung nicht arbeitsfähig, denn die Diagnose wirft den Schulbegleiter emotional völlig aus der Bahn und löst tiefe, existenzielle Ängste in ihm aus. Plötzlich erscheinen einzelne Situationen in den letzten Jahren, in denen ihm einmal der Name eines ehemaligen Kollegen nicht einfallen wollte oder ein vergessener Termin in völlig neuem Licht. Diese Vorfälle gab es tatsächlich und sind sie nicht ein Zeichen für eine beginnende Demenz? Wie hatte er nur so blind sein können! Herberts Leben ist völlig aus den Angeln gehoben.

Er weiß noch genau, wie es seinem Großvater erging, als der dement war: Wie ein Zombie sei der damals gewesen, wenn man ihn an Weihnachten im Heim besucht habe. Und nach Pisse und Schweiß habe es immer in seinem Zimmer gestunken. Herbert habe seine Eltern jedes Mal angefleht, nicht mitgehen zu müssen. Er habe diese Pflichtbesuche gehasst, bei denen er sich stets fühlte, wie Jack Nicholson in »Einer flog über das Kuckucksnest«. »Jetzt wird es mir selbst so ergehen«, denkt Herbert, und fällt in eine tiefe Depression.

Der Hausarzt überweist ihn zu einem Neurologen, um dem Verdacht weiter nachzugehen. Die sechs Wochen bis zu diesem Termin verbringt Herbert eigentlich nur auf dem Sofa, die Vorhänge zugezogen, das Telefon abgestellt. Schlafen kann er nicht, sitzt mit zu hohem Puls und tiefen Sorgenfalten auf der Stirn tagelang im Wohnzimmer und fährt auf seiner negativen Gedankenspirale hinab in ein tiefes, schwarzes Loch.

Am Tag des Neurologentermins ist Herbert gerädert von den vergangenen Wochen, gleichzeitig aber so nervös und angespannt, dass er in einer neuropsychologischen Testung Fehler macht, die für einen Mann seines Alters und seines Bildungsstands salopp gesagt nicht vorgesehen sind. Er kann sich drei einfache Wörter nicht merken, hört bei Aufgabenstellungen nicht richtig zu, verliert den Faden. Es ist keine ausführliche Untersuchung, vielleicht dauert sie zehn Minuten. Leider aber zehn Minuten zu lang für einen Mann, der seit Wochen nicht schläft und sich in seinen ganz persönlichen Albtraum steigert.

Das Ergebnis fällt dementsprechend nicht unauffällig aus. Der Facharzt hatte nicht so genau nach Herberts derzeitigem Befinden gefragt, also ist das schlechte Abschneiden erst einmal ein formaler Befund, der für sich allein so stehen bleibt. Im Gespräch berichtet Herbert von den ihm jetzt so dramatisch erscheinenden, kürzlichen Erlebnissen vermehrter Vergesslichkeit. Und die Familienanamnese ist ja quasi auch positiv – der Opa hatte ebenfalls Demenz. Daneben hat sich – so muss er zugeben – sein Verhalten verändert, eine Art Wesensänderung sei eingetreten, zurückgezogen und antriebslos fühle er sich. Wenn man ehrlich ist, ist so etwas genau das, was man häufig bei Patient:innen sieht, die vor dem 65. Lebensjahr erkranken. Passt also irgendwie alles zusammen.

Der Neurologe fertigt einen einseitigen zusammenfassenden Befund, in dem nach Zusammenschau aller Ergebnisse eine »Kortikale Demenz« geschlussfolgert wird. Könnte eine FTD sein, so zumindest klassifiziert der Arzt die Ergebnisse am Ende. Mit dem Hinweis, dass eine Vorsorgevollmacht bestehe, entlässt man Herbert zurück in die hausärztliche Betreuung. Das war's. So schnell nimmt ein Leben eine völlig neue Wendung.

Kurz nach der Diagnose wird der Patient zu Hause von einer wissenschaftlichen Mitarbeiterin aus dem Universitätsklinikum Ulm, einer sogenannten Studienschwester, besucht, die Demenzerkrankungen mit Wesensänderung für ein Studienregister erfasst. Niedergelassene Ärzt:innen sind dazu aufgerufen, solche Fälle an das Uniklinikum zu melden und Herberts Arzt tut dies gewissenhaft. Ziel dieses Registers ist es unter anderem zu erheben, wie viele Menschen in Schwaben an einer solchen neurodegenerativen Erkrankung leiden. Die Dame schließt Herbert offiziell in die Studie ein, macht noch einmal ein paar neuropsychologische Tests, nimmt Blut ab. Es ist ein netter Besuch, Herbert unterhält sich lange mit ihr – so zugewandt und freundlich war lange niemand zu ihm. Und außerdem: Wenn er nun diese Diagnose hat und keine Heilung möglich ist, so möchte er durch seine Studienteilnahme wenigstens der Forschung helfen.

Herbert Brandner bleibt krankgeschrieben, irgendwann wird ihm empfohlen, einen Antrag auf Erwerbsminderungsrente zu stellen, was er dann auch tut. Da er noch ausreichend alleine zurechtkommt und ad hoc keine ärztlichen oder pflegerischen Maßnahmen eingeleitet werden müssen, plant der Hausarzt erst einmal keinen weiteren Termin bei ihm. Herr Brandner solle sich melden, wenn etwas ist. Herbert nickt. Und ergibt sich seinem Schicksal.

Der berentete Schulbegleiter lebt nun in ständiger Erwartung einer Zustandsverschlechterung und versucht, sich so wenig wie möglich zu (über)fordern. Ehemalige Kolleg:innen laden ihn anfangs noch ab und zu ein, doch er fühlt sich jedes Mal ausgeschlossen. Er versucht sehr wohl, offen mit der Diagnose umzugehen, bemerkt aber immer wieder, dass sein Umfeld irgendwie hilflos ist, nicht weiß, wie man auf ihn zugehen kann. Die Demenz sitzt wie ein riesiger rosa Elefant in jedem Raum, den Herbert betritt. Freund:innen ziehen sich mehr und mehr zurück, die Einladungen werden seltener. Herbert verbringt seine Tage mit Fernsehen, er zieht in das Haus seiner älteren Schwester, sie kocht für ihn, wäscht seine Wäsche. Ob er es noch selbst könnte? Schwer zu sagen, denn er tut diese alltäglichen Dinge einfach nicht mehr. Auch ist niemand nah genug an ihm dran, um wirklich beurteilen zu können, wo er in seiner Erkrankung steht. Er komme zurecht, sagt seine Schwester auf Nachfrage der Leute im Ort, aber die Betroffenheit über diese frühe Demenzerkrankung ist groß. Man spricht häufig über ihn, aber nie mit ihm. Herbert lebt völlig vereinzelt. Und vor sich hin.

Zwei Jahre später ruft ihn die wissenschaftliche Mitarbeiterin, die Herbert kurz nach der Diagnosestellung besucht hatte, erneut an, um einen Termin mit ihm zu vereinbaren. Sie erhebt in regelmäßigen Abständen Daten von den Patient:innen, die Teil der Registerstudie sind, und staunt nicht schlecht, als sie ihn am Telefon hat. Normalerweise ist die Erkrankung deutlich fortgeschritten, wenn sie nach so langer Zeit mit den Betroffenen in Kontakt tritt. Meist spricht sie dann eher mit den Angehörigen, weil eine Terminvereinbarung mit den Patient:innen selbst nicht mehr möglich ist.

Herbert jedoch scheint einen sehr langsamen Verlauf zu haben. Inzwischen hat er sogar wieder mehr Antrieb – und einen Mini-Job, begleitet für das Rote Kreuz Menschen mit Behinderung zu ihren Förderstätten. Er habe über die Zeit gemerkt, dass er so einsam nicht leben könne, habe angefangen, sich ehrenamtlich zu engagieren und neue Kontakte geknüpft. Die Studienschwester ist erstaunt über seine Reflexionsfähigkeit und fährt mit der Prämisse zu ihm, ganz genau hinzusehen. Sie untersucht ihn, spricht lange mit ihm. Herbert ist in allen Testverfahren komplett unauffällig. Seit über zwei Jahren habe ihn kein:e Ärzt:in mehr gesehen. Niemand habe es ihm je angeboten. Es sei halt alles, wie es eben ist.

Die wissenschaftliche Mitarbeiterin fasst sich ein Herz und bietet Herbert an, sich noch einmal am Universitätsklinikum Ulm vorzustellen. Eine Demenzerkrankung sollte in regelmäßigen Abständen ärztlich begleitet sein, sagt sie, auch wenn es keine akuten Probleme gebe, die medizinischer Hilfe bedürfen. Gerade nach dem Erstverdacht auf Demenz sei eine Verlaufsbeurteilung wichtig, um die Diagnose zu bestätigen – oder zu hinterfragen. Herbert ist irritiert, willigt aber ein und stellt sich eines Tages in unserer Gedächtnissprechstunde der neurologischen Hochschulambulanz vor.

Ich lerne ihn als besonnenen, freundlichen und verantwortungsbewussten Mann kennen. Da er nicht mit dem Auto nach Ulm habe fahren wollen, habe er sich dazu entschlossen, mit öffentlichen Verkehrsmitteln anzureisen. Er habe einen Bus von seinem Zuhause bis zum nächsten Bahnhof gewählt, sei dann mit dem Zug einschließlich eines Umstiegs in Stuttgart nach Ulm gefahren und mit der hiesigen Straßenbahn zur Klinik gekommen. Ich kenne den Ort, in dem Herbert lebt, sehr ländlich ist es da, die Reise mit öffentlichen Verkehrsmitteln kompliziert und anstrengend. Ich weiß nicht, ob ich mir diese Fahrt angetan hätte.

Ich bin beeindruckt von den geistigen Ressourcen, die dieser Mann zu haben scheint. Erstaunlich, dass er diese Organisationsfähigkeit noch hat. Ich schaue mir deshalb erst einmal die MRT-Aufnahmen zum Zeitpunkt der Diagnosestellung an, welche er auf CD mitgebracht hat. – und bin irritiert. Die sogenannte Atrophie, die damals Grundlage des Demenzverdachts war, sieht meiner Erfahrung nach nicht wie eine solche aus. Tatsächlich sieht jedes Gehirn etwas anders aus und es gibt sehr wohl anlagebedingte Besonderheiten, welche genauer Überprüfung bedürfen. Anlagebedingt bedeutet, dass strukturelle Merkmale wie beispielsweise etwas schmächtige Hirnwindungen schon immer da gewesen sein könnten; sie also nicht einen Hirnschwund darstellen, sondern eine individuelle, von Geburt an bestehende Eigenheit ohne negative Auswirkung auf die Intelligenz, die geistige Leistungsfähigkeit oder dergleichen.

Ich gehe auf Nummer sicher und organisiere eine FDG-PET-Untersuchung für Herbert – ein bildgebendes Verfahren, mit dem wir den Zuckerstoffwechsel im Gehirn messen und bildlich darstellen können. Hirnregionen, in denen Nervenzellen demenzbedingt absterben, können keinen Zucker mehr verarbeiten und erscheinen auf den PET-Bildern als dunkelblaue bis schwarze Bereiche im dargestellten Gehirn. Das Ergebnis ist erschütternd: Der Stoffwechsel in Herberts Gehirn ist ausnahmslos unauffällig. Die beschriebene Atrophie war tatsächlich keine. Die neuropsychologischen Auffälligkeiten, die er damals zum Zeitpunkt der Diagnosestellung hatte, waren ebenfalls nicht demenzbedingt. Er war psychisch enorm belastet gewesen, hatte sich vor lauter Sorgen und Schlafmangel nicht konzentrieren können. Wer kann es ihm verdenken? Zur ergänzenden Diagnostik führen wir noch eine Nervenwasseruntersuchung durch. Ergebnis: keine demenztypischen, insbesondere keine alzheimertypischen Veränderungen.

Und da sitzen wir nun und nehmen nach zwei Jahren in Zusammenschau aller Befunde und der Beurteilung des bisherigen Verlaufs die Diagnose zurück. Zwei Jahre, in denen Herbert Brandner berentet worden war, all seine sozialen Kontakte verloren und seine Wohnung aufgegeben hatte. Ich weiß nicht, welche Reaktion ich nun von ihm erwarte. Ich selbst wäre wohl erst einmal erschüttert, ja geschockt. Herbert jedoch sitzt vor mir und lächelt. Es sei ein Geschenk, dass man sich nun so um ihn bemühe, sagt er. Er habe selbst Zweifel an der Diagnose gehabt, aber nicht gewusst, was er hätte tun können. Sein Leben habe er inzwischen wieder auf neue Weise aufgenommen und er fühle sich stark und gesund. Der jetzige Befund sei nur die Bestätigung für das, was er schon lange fühle. Es gebe keinen Grund, verbittert zu sein. Er fahre nun nach Hause und freue sich auf alles, was da kommen mag. Ich blicke ihn an und lächle zurück. Und hoffe, einmal selbst so versöhnlich und positiv reagieren zu können, sollte das Leben mich auf eine ähnliche Weise prüfen.

WISSEN KOMPAKT:
Erkenntnisse für den Alltag mit Demenz

Neurodegenerative Demenzerkrankungen, also Demenzen, die ein fortschreitendes Absterben von Nervenzellen im Gehirn bedeuten, sind nicht immer leicht zu diagnostizieren. Die eigentlichen Krankheitsprozesse, wie Proteinfehlfaltungen und -verklumpungen, die zum Zelltod führen, können wir nicht direkt sehen. Stattdessen erkennen wir die Folgen davon – den Hirnschwund, also die Atrophie, die in MRT-Bildern sichtbar wird. Besonders im Frühstadium können MRT-Aufnahmen unauffällig erscheinen oder, wie im Beispiel von Herbert Brandner, von der üblichen

Norm abweichen. Daneben sind auch Ergebnisse von neuropsychologischen Untersuchungen nicht frei von punktuellen Störungen. Untersuchungen, mit denen wir Teilbereiche der geistigen Leistungsfähigkeit messen und prüfen wie die des Gedächtnisses, der Aufmerksamkeit und Konzentration, der Sprache, der Problemlöse- und räumlich-visueller Fähigkeiten. Denn Störfaktoren wie Schlafmangel, Stress, die Einnahme von bestimmten Medikamenten, psychische Erkrankungen oder Unterzuckerung können tagesaktuell den Abruf der eigenen Leistungen beeinträchtigen. Deshalb ist es essenziell, eine Demenzdiagnose als Verlaufsdiagnose zu begreifen. Dies bedeutet, dass – gerade, wenn uneindeutige Ergebnisse vorliegen – im Verlauf weitere Untersuchungen erfolgen müssen, um die Diagnose zu bestätigen oder eben zu verwerfen. Nur, wenn beispielsweise die neuropsychologischen Testergebnisse im Verlauf schlechter werden, kann eine fortschreitende Demenzerkrankung als Diagnose aufrechterhalten werden. Bietet der:die behandelnde Ärzt:in von selbst eine solche Verlaufsuntersuchung nicht an, bitten Sie darum. Auch wenn Fehldiagnosen selten sind, so kommen sie doch vor.

Durch meine Spezialisierung auf Menschen, die jung an Demenz erkranken, begegne ich Fehldiagnosen relativ häufig. In diesem Bereich ist das Risiko für falsche Einschätzungen hoch, da Symptome wie kognitive Beeinträchtigungen oder Verhaltensänderungen oft anderen Ursachen zugeschrieben werden, beispielsweise Depressionen oder Stress. Die Folge ist, dass die Patient:innen falsch behandelt werden und keine adäquaten Unterstützungsleistungen erhalten. Besonders dramatisch wird es jedoch, wenn – wie in unserem Beispiel – Veränderungen ohne organische Beteiligung fälschlicherweise als demenzbedingt interpretiert werden. In solchen Fällen bleiben möglicherweise behandelbare Ursachen unentdeckt, und Betroffene sowie ihre Angehörigen werden mit einer Fehldiagnose belastet, die lebensverändernd ist, mit schwerwiegenden Konsequenzen für alle – wie im Beispiel von Herbert Brandner ersichtlich.

Herbert verlor durch die Aufgabe seiner beruflichen Tätigkeit jede fordernde und fördernde Tagesstruktur. Dabei hätte sehr wohl die Möglichkeit bestanden, eine Berentung hinauszuzögern oder sogar auf unbestimmte Zeit zu vermeiden. Zum Beispiel hätte man zunächst über eine Teilzeittätigkeit nachdenken können, um die Arbeitsbelastung zu reduzieren und herauszufinden, ob diese Anpassung möglicherweise eine langfristige Lösung bietet, um Herberts Überforderung aufzulösen. Daneben hätte durch die Demenzdiagnose auch ein Anspruch auf Eingliederungshilfe bestanden, eine Unterstützung zur sozialen Teilhabe nach Sozialgesetzbuch (SGB) IX, die beispielsweise Assistenzleistungen am Arbeitsplatz umfasst. Das SGB IX regelt die Rehabilitation und Teilhabe von Menschen mit Behinderungen, zu denen auch junge Demenzpatienten zählen. Für die berufliche Tätigkeit der Betroffenen bedeutet dies unter anderem, dass die Arbeitszeit an ihre Bedürfnisse angepasst werden kann, dass der Arbeitsplatz zum Beispiel barrierefrei gestaltet wird, dass Aufgaben umverteilt oder Assistenzkräfte eingesetzt werden können, um sie zu unterstützen und all dies mit Hilfe von Arbeitgeberzuschüssen gefördert wird. Daneben besteht für Menschen mit Schwerbehindertenausweis ein besonderer Kündigungsschutz, um zu vermeiden, dass sie vorschnell ihren Job verlieren.

Herberts psychische Leiden wurden durch die Berentung und den zunehmenden Rückzug aus seinem sozialen Leben verstärkt, und es gab keine Mechanismen, die eine Überprüfung seiner Situation angestoßen hätten. Es wäre wünschenswert gewesen, wenn er regelmäßige Ärzt:innentermine hätte einhalten müssen oder von behördlicher Seite, etwa durch den medizinischen Dienst der Krankenkassen, eine gewisse Kontrolle erfolgt wäre, um seinen Gesundheitszustand zu überwachen und Maßnahmen frühzeitig einzuleiten. Bemerkenswert ist, dass Herbert sich nach einer gewissen Zeit selbst aktivieren konnte und sich eine Möglichkeit schuf, durch ehrenamtliche Tätigkeit Teilhabe zu erleben. Und dann war da die aufmerksame Studienschwester, die erkannte, dass sich seine Symptome nicht verschlimmert hatten – der entscheidende Auslöser, Herberts Fall noch einmal aufzurollen.

Herbert Brandner erhielt zunächst die Diagnose einer kortikalen Demenz, was als Diagnose sehr unspezifisch und unzureichend ist. Diese Bezeichnung weist lediglich darauf hin, dass die Hirnrinde betroffen ist, und sollte als Ausgangspunkt für weitere, hypothesengeleitete Untersuchungen dienen. Der:die behandelnde Ärzt:in äußerte den Verdacht auf eine Frontotemporale Demenz (FTD), basierend auf der Tatsache, dass Herr Brandner antriebslos und niedergeschlagen war. Diese Symptome allein reichen jedoch nicht aus, um eine solche Diagnose zu stellen. Es wären zusätzliche Checks nötig gewesen. Die FDG-PET-Untersuchung aus unserem Beispiel ist meiner Meinung nach besonders wertvoll, um in unklaren Fällen eine eindeutigere Einordnung der Symptomatik zu ermöglichen. Leider sind die Krankenkassen aktuell nicht verpflichtet, die erheblichen Kosten dafür zu tragen, da diese in den offiziellen Leitlinien zur Demenzdiagnostik nicht standardmäßig empfohlen wird. Zu teuer sei das Ganze, zu unspezifisch die Ergebnisse. Doch gerade bei unklaren Befunden wäre dieses bildgebende Verfahren eine wichtige Möglichkeit, den Betroffenen mehr Sicherheit über ihre Diagnose zu geben. Herbert wäre der Beweis dafür.

Vor Kurzem schrieb er uns einen Brief. Er bedankte sich noch einmal und erzählte uns, wie er inzwischen zurück ins Leben gefunden hat. Es hat mich sehr glücklich gemacht zu lesen, dass es ihm gut geht, er wieder an alte Freundschaften anknüpft und neue Herausforderungen sucht. Die Passivität ist weg, mit der er einer Verschlechterung seines Zustands entgegen wartete, die Depressivität ersetzt durch Lebensfreude, Tatendrang und Lust, die Welt neu zu entdecken.

Es erfüllt mich mit Stolz, dass wir ihm dabei helfen konnten, nicht weniger als ein zweites Leben zu beginnen.

»Die Dementen sind oft aggressiv« – Vom Überwinden negativer Glaubenssätze

Andreas sitzt auf dem klebrigen PVC-Boden der Küche seiner Mutter, die Hände zu Fäusten geballt. Die Wut in seinem Bauch lässt ihn fast durchdrehen. Wenn er sich rührt, gibt der Boden ein schmatzendes Geräusch von sich, als würde er ihn daran erinnern, dass hier schon seit Wochen niemand mehr gewischt hat. Wäre Andreas nicht so fertig, würde er sich ekeln. Doch jetzt, in diesem Moment, zählt nichts anderes als diese überwältigende Hilflosigkeit, die sich in ihm festgesetzt hat. Schon wieder war es aus dem Ruder gelaufen – und wieder war es passiert, als er versucht hatte, seine Mutter zu waschen. Ihre verkrampften Hände, der panische Ausdruck in ihren Augen, als hätte sie ihn nicht erkannt, nicht verstanden, was gerade passiert. Die Situation war in Sekunden eskaliert: Sie schrie, schlug wild um sich – ging wie eine Furie auf ihn los. Wie fast jedes Mal.

Andreas kann nicht mehr. Jeden Tag muss er inzwischen nach ihr sehen, weil sie alleine nicht mehr zurechtkommt. Wie oft hatte er ihr schon gesagt, dass sie dement sei und besser ins Heim solle! Natürlich will sie nichts davon hören, als würde das Problem verschwinden, nur weil sie es ignoriert. Dabei sieht ein Blinder, dass etwas nicht in Ordnung ist. Die Wohnung ist verdreckt, der Kühlschrank voller verschimmelter Lebensmittel, auf dem Küchentisch stapelt sich ungewaschenes Geschirr. Andreas muss hier definitiv mal wieder durchputzen, das ist klar. Aber nicht heute. Nicht nach diesen so unglaublich kräftezehrenden Momenten im Bad. Er ist sich sicher, dass er vieles schaffen kann. Der Schmutz in der Wohnung, die ungeöffneten Briefe, um all das kümmert er sich wirklich gerne, wenn es sein muss. Aber die Gewalt, die ihn erwartet, wenn er seine Mutter versucht, zur Körperhygiene zu zwingen, ist nicht mehr zu ertragen. Andreas nimmt Kontakt zu ihrem Hausarzt auf. »Demente sind häufig aggressiv«, sagt dieser, da könne man nichts machen, außer Medikamente zu geben. Andreas hinterfragt das nicht, schließlich ist der Mediziner die Fachperson. Er erhält ein Rezept für Risperidon und Melperon, der Arzt verschreibe diese, so sagt er, sehr häufig bei Dementen.

Andreas' Mutter wirkt in den folgenden Wochen deutlich sediert und schläfrig. Obwohl die Aggressivität nachgelassen hat, zeigen sich nun die Schattenseiten der Medikation: Sie verlässt kaum noch ihren Sessel, wirkt ziemlich runtergefahren. Ihr Sohn ist unsicher, was das bedeutet: Schreitet die Erkrankung fort? Liegt es an den Arzneimitteln? Der Hausarzt hat keinen weiteren Termin angeboten und die Mutter nicht mehr gesehen. Andreas will ihn aber nicht anrufen, der Alltag ist herausfordernd genug und das Pensum enorm.

Dennoch schleicht sich mit der Zeit das schlechte Gewissen an: Ist dies der Zustand, den er sich für seine Mutter wünscht? So schwierig es mit ihr ist, so hat sie doch etwas mehr verdient als den ganzen Tag vor sich hin zu dämmern. Ehrlicherweise empfindet er die Situation inzwischen gar nicht mehr entlastend. Sie kann kaum noch gehen, braucht für jeden Schritt seine Unterstützung. Sie scheint immer steifer zu werden, zweimal ist sie schon gestürzt. Sie schafft es nicht mehr rechtzeitig auf die Toilette, obwohl das vor Kurzem noch geklappt hatte. Er fasst sich ein Herz und meldet sich bei mir über meine Online-Sprechstunde »Frag nach Demenz«.[27]

Im Rahmen eines Modellprojekts des Bayerischen Staatsministeriums für Gesundheit, Pflege und Prävention können der Verein Desideria Care[28] und ich zusammen mit engagierten Kolleg:innen eine kostenlose Mail- und Chatberatung für pflegende Angehörige anbieten, die sieben Tage die Woche erreichbar ist und zu allen drängenden Fragen rund um das Thema Demenz und den Umgang damit schnelle Unterstützung anbietet. Ich bin sehr stolz auf dieses Angebot, denn ich weiß, dass viele An- und Zugehörige von Menschen mit Demenz immer wieder in Situationen geraten, denen sie sich hilflos und überfordert gegenübersehen und keinen Ansprechpartner haben, der zeitnah und unkompliziert helfen könnte/wollte.

Ich bitte Andreas erst einmal, mir die Situation genau zu beschreiben: Seine Mutter gehe morgens von selbst ins Bad, wenngleich sie kurz nach dem Aufwachen immer besonders verwirrt wirke und ihn erst einmal nicht erkenne. Im Bad angekommen, sei sie völlig hilflos. Die Handlungsabläufe würden sie überfordern und helfe er ihr nicht, sei ihr Körpergeruch innerhalb weniger Tage unerträglich. Er gehe also zu ihr ins Bad, versuche, sie auszuziehen und sie zu waschen. Darauf reagiere sie aggressiv, fast panisch. Die Besonderheit dieses Settings lässt mich aufhorchen. Es muss eine Ursache für ihre Reaktion geben. Ich frage Andreas, ob es in ihrer Biografie Erlebnisse oder Personen gebe, die sie sehr geprägt oder gar traumatisiert hätten. Ich erwarte eigentlich nichts Bestimmtes in seiner Antwort, doch mein Bauchgefühl sagt mir, dass hier etwas wichtig sein könnte.

Andreas' Antwort kommt prompt – seine Mutter sei als junge Frau einmal Opfer einer Vergewaltigung geworden. Und ohne es selbst zu ahnen, liefert mir der Sohn eine plausible Erklärung für ihre morgendlichen emotionalen Ausnahmezustände: Ist Andreas' Mutter im Bad, könnte es sein, dass sie ihren Sohn verkennt, der sich ihr von hinten nähert und wahrscheinlich auch angespannt und hektisch auf sie zugeht. Während er versucht, ihr so schnell wie möglich das Nachthemd auszuziehen, bevor es seiner Meinung nach noch schwieriger wird, triggert diese Situation eine Art Flashback der Überfallsituation durch einen fremden Mann. Die einzige Handlungsoption, die sie in dem Moment hat, ist dann – und ich glaube, ein bisschen können wir uns alle in diese Frau hineinversetzen – Abwehr.

Die Situation berührt mich sehr. Was würde wohl geschehen, würde eine weibliche Pflegeperson mit Andreas' Mutter arbeiten? Wäre es möglich, mit viel Ruhe, Empathie und Zeit ein Morgenritual zu schaffen, das sie nicht mehr als bedrohlich erlebt? Würde damit die Ursache für das aggressive Verhalten behoben und die Gabe beruhigender Medikamente nicht mehr nötig sein?

Die Antwort ist tatsächlich: Ja.

Alles ändert sich, als Andreas einen Pflegedienst für seine Mutter organisiert, der die Möglichkeit hat, immer dieselbe Mitarbeiterin zu schicken. Melanie ist eine bemerkenswerte junge Frau, die es vom ersten Moment an schafft, Andreas' Mutter wertschätzend und mit viel Gespür zu begegnen. Um den besonderen Bedürfnissen der Klientin gerecht zu werden, kommt Melanie immer am Schluss ihrer Morgenrunde zu ihr, weil sie sich dann mehr Zeit nehmen kann. Auch wenn die veränderte Routine zunächst eine Umstellung für die Familie bedeutet – die Mutter putzt nun ihre Zähne, wenn andere bereits Mittag essen – scheint diese zeitliche Flexibilität ihr gutzutun. Im Laufe des Vormittags kann sie sich besser orientieren und wirkt geistig präsenter. Diese Anpassung erlaubt ihr, ihre mentalen Ressourcen optimaler zu nutzen, unterstützt so ihre Selbstständigkeit im Alltag und lindert aufkommende Ängste. Melanie nähert sich der Dame niemals von hinten und erklärt zu Beginn jedes Mal mit viel Geduld, warum sie hier ist und was ihre Aufgabe ist.

Mit der Zeit scheint sich Andreas' Mutter auf das tägliche »Wellnessprogramm« zu freuen, wie es Melanie immer schmunzelnd nennt. An schwierigen Tagen legt die Pflegerin vor dem Toilettengang erst mal die Lieblingsmusik ihrer Klientin auf und schwelgt mit ihr singend in Erinnerungen. Die dadurch geschaffene Intimität zwischen den beiden ist unbezahlbar und hilft der Situation zusätzlich.

Und Andreas? Der kann durch diese Entlastung endlich wieder durchatmen. Erst jetzt wird ihm bewusst, wie sehr ihn die letzten Wochen und Monate gefordert haben und wie viel Kraft ihn die Situation gekostet hat. Jetzt, wenn er Melanie im Bad singen hört, während er in der Küche das Mittagessen vorbereitet, kann er sich oft ein Lächeln nicht verkneifen. Es sind diese kleinen Momente, die ihn daran erinnern, wie wertvoll diese Augenblicke des Glücks im Alltag sind. Für ihn. Aber vor allem für seine geliebte Mutter.

WISSEN KOMPAKT: Erkenntnisse für den Alltag mit Demenz

Demenzerkrankungen bedeuten nicht nur fortschreitende Einschränkungen der geistigen Leistungsfähigkeit, also von Gedächtnis, Aufmerksamkeit und sonstigen Denkprozessen, sondern auch zunehmende Veränderungen in der emotionalen Verarbeitung und dem emotionalen Erleben. Betroffenen fehlen im Verlauf beispielsweise häufig die Ressourcen, Emotionen ausreichend zu reflektieren und zu regulieren. Sie sind ihren Gefühlen dann hilflos ausgeliefert, weil ihre Hirnleistung nicht mehr ausreicht, um Gefühle einzuordnen und sich, wenn nötig, selbst zu beruhigen.

Studien gehen davon aus, dass etwa 80 Prozent der Pflegeheimbewohner:innen mit demenziellen Veränderungen Verhaltensauffälligkeiten aufweisen, dazu zählen Depressionen, wahnhafte Veränderungen, Apathie und eben: Aggressionen.[29] Aggressives Verhalten bei Menschen mit Demenz ist somit ein häufiges und herausforderndes Problem, das für die Betroffenen und alle Beteiligten erhebliche Belastungen mit sich bringt. Welches Verhalten als aggressiv eingestuft wird, kann mitunter sehr subjektiv sein. Aggressives Verhalten tritt am ehesten dann auf, wenn sich jemand durch ein Verhalten bedroht, attackiert oder verletzt fühlt. Ich persönlich vermeide den Begriff »aggressives Verhalten« im Zusammenhang mit Menschen mit Demenz, da er meiner Meinung nach stigmatisierend wirkt. Wut, Frustration oder Überforderung sind universelle Emotionen, die jeder Mensch erlebt, wenn er sich in die Enge gedrängt fühlt. Bei gesunden Personen würde man dieses Verhalten wohl kaum als aggressiv bezeichnen, sondern eher als nachvollziehbare Reaktion. Doch bei Menschen mit Demenz wird die Zuschreibung »aggressiv« oft vorschnell verwendet, wodurch die Person auf ein negatives Etikett reduziert wird, das der Situation nicht gerecht wird.

Dass Menschen mit Demenz aggressiv seien, gehört zu den großen Glaubenssätzen über diese Erkrankungen und verstärkt Vorurteile und Berührungsängste in der Allgemeinbevölkerung immens. Die Forschung, aber auch der enge Umgang mit Betroffenen, zeigen, dass solch herausforderndes Verhalten sehr wohl immer eine Bedeutung hat und eine Not, ein Bedürfnis oder ein Ziel ausdrückt.[30] Es ist also falsch, anzunehmen, dass eine Demenzerkrankung an sich aggressives Verhalten als Symptom beinhaltet. Vielmehr fehlen den Betroffenen in subjektiven Notsituationen Handlungsoptionen, weil sie beispielsweise keine Möglichkeit mehr haben, ihre Bedürfnisse sprachlich zu äußern oder Situationen allumfassend zu verstehen.

Andreas' Mutter wehrte sich mit Händen und Füßen gegen die tägliche Körperpflege, weil sie durch die Situation an ein altes Trauma erinnert war. Die schmerzliche, tief in ihrem Unterbewusstsein verankerte Erinnerung an einen körperlichen, zutiefst verletzenden Übergriff überwältigte sie täglich aufs Neue. Ihre Demenz nahm ihr die Fähigkeit, darüber ins Gespräch zu gehen oder sich dessen überhaupt bewusst zu werden. Es ist unsere Aufgabe als Angehörige und Begleitpersonen, die Auslöser für bestimmte Verhaltensweisen bei Menschen mit Demenz zu identifizieren. Dafür ist es entscheidend, diese Menschen gut zu kennen und ihre individuellen Bedürfnisse und Hintergründe zu verstehen. Gute Biografiearbeit ist der Schlüssel, denn sie hilft uns, die Lebensgeschichte und persönliche Erfahrungen der Erkrankten zu erfassen und darauf basierend eine einfühlsame und unterstützende Begleitung zu ermöglichen.

In der personenzentrierten Pflege sind die Biografie, Haltungen und Wertvorstellungen einer Person zentral, um eine wertschätzende und würdevolle Begleitung zu ermöglichen. Durch biografische Kenntnisse können Pflegekräfte das Verhalten ihrer Klient:innen besser verstehen. Diese Informationen, die von Angehörigen, anderen Nahestehenden oder, wenn möglich, von den Betroffenen selbst stammen, ermöglichen eine individuelle Begleitung in allen Bereichen des Alltags.[31]

Für ein gutes Leben mit Demenz – sowohl für Betroffene als auch für Angehörige und Fachkräfte im pflegerischen Versorgungssystem – ist es essenziell, dass wir gesamtgesellschaftlich negative Glaubenssätze über Demenz überwinden. Diese Vorurteile halten Menschen immer noch viel zu oft davon ab, Mut zu fassen und offen mit dem Thema umzugehen, wodurch Erkrankte an den Rand der Gesellschaft gedrängt werden. Damit dies gelingt, sind Berührungspunkte in unser aller Alltag unerlässlich. Dass Demente nicht grundsätzlich »aggressiv« sind, kann nur erfahren werden, wenn man Menschen mit kognitiven Beeinträchtigungen wirklich begegnet und Vorurteile im eigenen Erleben widerlegt werden können. Daneben sind es Informationen und Wissen über Demenz in der Allgemeinbevölkerung, die einen wichtigen Beitrag leisten können, um Missverständnisse und Fehlinformationen zu korrigieren. Aufklärung sollte nicht nur die belastenden Seiten der Erkrankung betonen, sondern besonders die Ressourcen der Betroffenen sowie positive Umgangsstrategien hervorheben. Dies fördert ein realistisches und weniger fatalistisches Bild von Demenz und trägt dazu bei, gesellschaftliche Vorurteile und Ängste abzubauen.

Vom Schattenkind zur Leuchtgestalt – Wie Kinder kranker Eltern gesund erwachsen werden können

»Schattenkinder« werden sie genannt. Kinder, die mit einem schwer kranken Familienmitglied aufwachsen, Eltern oder Geschwistern. Die schon früh Verantwortung übernehmen, ihre eigenen Bedürfnisse zugunsten des erkrankten Angehörigen zurückstellen lernen und weniger Aufmerksamkeit erhalten als andere Kinder. Wie viele solcher »Schattenkinder« es gibt, ist bis heute nicht systematisch erfasst. »Kind mit kranken Eltern« ist keine statistische Größe, die einen Bedarf an spezifischer Unterstützung darstellen ließe. Dabei gibt es sie zu Hunderttausenden in Deutschland.[32] Mindestens.

Eines dieser Kinder ist Melanie und sie ist gerade einmal zehn Jahre alt, als ihr Vater schwer erkrankt. Jahrelang wird keine eindeutige Diagnose gestellt werden, und ebenso lange wird Melanie glauben, sie trage eine Mitschuld daran, dass es ihrem Papa schlecht geht. Sie wird Erfahrungen machen, die kein Kind machen sollte, und Herausforderungen bewältigen, die selbst für Erwachsene kaum zu ertragen wären. Am Ende wird sie trotz allem zu einer starken, resilienten und engagierten jungen Frau herangewachsen sein – eine Persönlichkeit, die mich tief berührt hat und deren Weg als Inspiration dienen kann.

Dies ist Melanies Geschichte – vom Schattenkind zur Leuchtgestalt.

Melanie ist das, was man gemeinhin ein Nesthäkchen nennt. Während ihre drei älteren Geschwister flügge werden, ist sie noch im Grundschulalter. So lebt sie alleine mit ihren Eltern in einer Kleinstadt in Baden-Württemberg, wächst katholisch erzogen auf, in einer Familie mit klar verteilten Rollen: Die Mutter kümmert sich um die Kinder, der Vater sorgt für den Lebensunterhalt. Er ist Industriekaufmann und ein akkurater, strukturierter Mensch, den die kleine Melanie emotional nicht so recht greifen kann. Aber er kümmert sich, wie es Väter seines Schlags eben tun, geht am Wochenende mit ihr auf den Fußballplatz oder unternimmt Ausflüge zu Burgen und Klöstern mit ihr.

Anfang der 2000er-Jahre, Melanie ist zehn Jahre alt, erkrankt ihr Vater an Darmkrebs. Die Behandlung ist kräftezehrend, er wirkt mit der Zeit immer abwesender, sitzt nur noch regungslos auf dem Sofa, Blick ins Leere, versteinerte Mimik. Als die Erkrankung überstanden scheint, scheitern überraschenderweise Wiedereingliederungsversuche in dem Automobilzuliefererbetrieb, in dem er tätig war. Melanies Vater kann plötzlich die Aufträge nicht mehr fristgerecht bearbeiten und macht Fehler. Der Krebs, die Chemo, die Bestrahlung, all das kann einen nachvollziehbar aus der Bahn werfen, nicht wahr? Die Ärzt:innen gehen von einer depressiven Episode aus, die – so wird sich herausstellen – ziemlich lange andauern wird. Nach ein oder zwei Jahren, die Familie ist zunehmend in großer Sorge, wird der Vater stationär in einer psychosomatischen Klinik behandelt, es geht einfach nicht mehr. Aber auch dort fehlt ihm jeder Antrieb. Er nimmt an den Therapien kaum teil, scheint sich zu verweigern. Die Ärzt:innen brechen die Behandlung ab: ohne Therapiemotivation, sagen sie, könnten sie ihm nicht helfen.

In den folgenden Jahren geht es Melanies Vater immer schlechter und es stehen immer wieder neue Diagnosen im Raum: mal eine Angststörung, mal eine Schizophrenie, mal allgemein eine affektive Störung. Alle Behandlungsversuche scheitern, während Melanies Vater ein immer größeres Ruhebedürfnis und eine immer ausgeprägtere Apathie entwickelt. Er spricht kaum noch und hat kein Interesse an irgendetwas; nur feste Strukturen, die schätzt er immer noch. Wobei es korrekter wäre, zu formulieren, dass er diese mehr und mehr zu brauchen scheint. Das Mittagessen muss um Punkt 12 Uhr auf dem Tisch stehen. Passiert etwas Unvorhergesehenes, kann er äußerst ungehalten und fast aggressiv werden. Die Familie, allen voran seine Frau und Tochter Melanie, richten ihr Leben komplett nach ihm aus, sie kreisen um ihn, versuchen ihm Tagesstruktur zu erhalten, sie zerren an ihm, sie verzweifeln an ihm. Melanies Mutter ist so belastet, dass Melanie ihr Leben abseits der Begleitung des Vaters nicht mit Freude und Neugier, sondern vor allem mit Schuldgefühlen assoziiert. Sie hat ständig ein schlechtes Gewissen. Immer, wenn sie nicht zu Hause ist, quälen sie Selbstvorwürfe, dass sie ihre Mama in dieser schwierigen Situation allein lasse. Sie gibt sich selbst vor, möglichst immer daheim zu sein, wenn kein Schulunterricht ist. Sie begreift, dass sie die Einzige ist, die noch da ist, um ihre Mutter jeden Tag zu unterstützen, und nimmt deren Belastung sehr bewusst und intensiv wahr. Melanie sieht, wie ihre Mutter leidet, und beginnt unmerklich und schleichend, zunehmend die Verantwortung dafür zu übernehmen, die Situation für sie erträglicher zu machen.

Mutter und Kinder suchen jahrelang nach einer Erklärung für das, was da passiert. So hilflos die Ärzt:innen sind mit ihren ständig wechselnden Verdachtsdiagnosen, so hilflos sind auch sie als Familie. Andere Personen im Umfeld des Vaters geben ihnen die Schuld an seinem Zustand, die Familie würde ihn krank machen.

Wie eine dunkle Wolke liegt all das über ihnen, an ein normales Familienleben ist längst nicht mehr zu denken. Und in all den Jahren nimmt sich niemand die Zeit, Melanie zu erklären, was eigentlich vor sich geht. Niemand in der Familie spricht offen darüber, was mit ihrem Vater los ist. Und so frisst sich leise schmatzend ein dunkles Gefühl des Ungeliebtseins in Melanies Herz. Es muss doch an ihr liegen, dass ihr Papa kein Interesse an ihr hat.

Irgendwann verbringt Melanies Vater seine Tage fast nur noch im Bett, sein Bedürfnis nach Ruhe ist unendlich groß geworden. Auch seine fest ritualisierten Spaziergänge macht er nicht mehr. Zu Arztterminen geht er nicht mit, Melanie und ihre Mutter nehmen sie alleine wahr, fühlen sich ein bisschen wie in einer Gesprächstherapie. Dem Vater ist so natürlich nicht geholfen.

Was haben Sie in Ihrer Jugend so gemacht, was sind Ihre prägendsten Erinnerungen? Sind es nicht die kleinen, vor den Eltern verborgenen Heimlichkeiten, die diese Zeit so aufregend und magisch gemacht haben? Oder all die unzähligen ersten Male, wenn man mit jugendlicher Pseudocoolness Dinge ausprobierte, die sonst nur Erwachsenen vorbehalten waren – wie die erste Flasche Alkopop (ich war ein Kind der Neunziger, Rigo und Smirnoff waren meine Highlights), die erste, ausgehustete Zigarette oder der erste Liebeskummer, der die Welt in Flammen zu setzen schien? Ich schäme mich noch heute, dass ich mich als Teenager immer wieder von meiner Oma zu meiner besten Freundin habe fahren lassen und sie in dem Glauben war, wir würden einen Film zusammen gucken und dann ins Bett gehen. Stattdessen haben wir uns mit viel zu viel Make-up und viel zu kurzen Röcken aufgebrezelt und schlichen uns, auf den Lippen noch Reste süßen hochprozentigen Likörs, auf Partys.

Melanies Jugend sieht anders aus. Um die Betreuung ihres Vaters zu gewährleisten, geht sie abends nicht aus. Und ringt sie sich doch einmal dazu durch, mit ihren Freunden was zu unternehmen, so ist sie spätestens um 22 Uhr zu Hause. Zu sehr spürt sie die Belastung ihrer Mutter. Zu tief sitzt der Wunsch, selbst nicht aufzufallen, nicht »auch noch ein Problem zu sein«. Betrunken nach Hause kommen? Niemals. Melanie übernimmt Verantwortung. So viel Verantwortung, dass aus dem kleinen, klugen Mädchen mit den feinen Antennen eine kleine, kluge Erwachsene mit feinen Antennen wird – lange bevor ihre Kindheit wirklich zu Ende ist. Pubertät? Streben nach Unabhängigkeit, Abnabelung von den Eltern? Fehlanzeige. Melanie gewöhnt es sich an, pflegeleicht zu sein. Die einzigen Momente, in denen sie sich erlaubt, aufzubegehren, sind die, in denen sie versucht, ihrem teilnahmslosen Vater eine Reaktion zu entlocken. Dann wird sie laut und unwirsch, um ihn zu provozieren – so sehr sehnt sie sich nach seiner Emotionalität, die sie jedoch nicht von ihm erhält. Damals weiß sie noch nicht, dass er an einer Demenz erkrankt ist, niemand weiß das. Sie fragt sich ständig, was mit ihr nicht stimmt oder was sie falsch macht, dass ihr Vater sich ihr gegenüber so kühl und distanziert verhält.

Nach dem Abitur 2009 fasst sich Melanie ein Herz und flüchtet 350 Kilometer weit weg, um eine Ausbildung zu beginnen. Zu diesem Zeitpunkt ist ihr Vater schon fast zehn Jahre lang krank, ist inzwischen auch in seinen Bewegungen stark verlangsamt, sagt nur noch einzelne Wörter, die Körperhygiene wird immer beschwerlicher. Ab 2010 kommt endlich ein Pflegedienst nach Hause, um bei der Grundpflege zu helfen – da holt Melanie gerade so ein bisschen ihre Pubertät nach. Geht abends aus, verbringt Zeit mit Freunden, versucht, loszulassen. Doch jedes Mal, wenn das Telefon klingelt und ihre Mutter dran ist, holt sie das Leben ein, das zu Hause wartet. Melanie ist weit weg, aber in Gedanken doch immer bei ihrem Vater – sie weiß, dass sie zurückkehren wird. Zu groß ist ihr Bedürfnis nach Verantwortungsübernahme, zu schwer der Gedanke, sich abzunabeln. Das schlechte

Gewissen holt sie ein und sie zieht nach ihrer Ausbildung zurück in ihre Heimat, begibt sich erneut in eine Art Co-Abhängigkeit und übernimmt all die Verantwortung, die sie seit ihrer Kindheit als Teil ihrer selbst empfand.

Dann trifft die Familie der nächste Schicksalsschlag: Melanies Mutter erkrankt an Krebs. Neben all dem Schmerz, den diese Situation mit sich bringt, wird es ihre Krankheit sein, die auch den Lebensweg ihres Mannes noch einmal neu beeinflussen wird. Nach einer Operation fällt dem aufmerksamen Kliniksozialdienst nicht nur die Situation der erkrankten Frau, sondern auch die ihres Mannes auf, wodurch beide Fälle noch einmal genauer betrachtet werden. Denn Melanies Mutter lehnt eine notwendige Rehamaßnahme ab, weil sie sich um ihren kranken Ehemann kümmern müsse. Letztendlich kommt der Stein ins Rollen und Melanies Vater wird zu uns ins Universitätsklinikum Ulm überwiesen – zum ersten Mal in eine Demenzsprechstunde. Nach über zehn Jahren Krankheit wird nun eine ausführliche neurologische und nicht psychiatrische Diagnostik durchgeführt und weder eine Depression noch eine Schizophrenie oder eine Angststörung erklären die jetzt erhobenen Befunde. Melanies Vater hat keine psychiatrische Erkrankung. Er hat eine Frontotemporale Demenz (FTD).

Melanie empfindet die Diagnose als Erleichterung. Endlich gibt es eine Erklärung für all das scheinbar so unerklärliche Verhalten ihres Vaters in den letzten Jahren. Bis zur Diagnose habe sie immer alles dafür getan, dass ihr Vater seinem Ruhebedürfnis nicht nachgehen könne. Verständlich, denn der Versuch schien immer richtig, ihn vor dem Hintergrund einer psychiatrischen Erkrankung aus seiner Lethargie zu zwingen. Unzählige Male sei sie von ihm verletzt worden, weil ihn das Familienleben überhaupt nicht zu interessieren schien. Stand ihr Vater nach dem Essen einfach auf und ging, machte sie ihm Vorwürfe, seine Frau und seine Tochter seien ihm nicht wichtig. Heute weiß sie, dass es die Demenzerkrankung ist, die ihm die Fähigkeit nimmt, sich anders zu verhalten.

Melanie beginnt, sich zu informieren. Lernt andere Angehörige kennen, besucht Vorträge, Workshops, Seminare. Sie lernt nach und nach, wie ein entspannteres Miteinander möglich sein kann, indem sie ihre eigene Haltung und ihr eigenes Mindset anpasst. Sie schafft es immer besser, Erwartungshaltungen abzulegen und ihrem Vater ganz unvoreingenommen gegenüberzutreten. Und tatsächlich verändert sich ihrer beider Beziehung: Nun sitzen sie manchmal gemeinsam vor dem Fernseher und Melanie genießt es, einfach mit ihrem Vater »zu sein«. Ihr Blick schärft sich für die kleinen, ganz unspektakulären schönen Momente mit ihm.

2014 beginnt Melanies Vater, in eine Tagespflegeeinrichtung zu gehen und wird dort liebevoll aufgenommen. Melanie sagt heute, das sei »wie ein Sechser im Lotto für ihn gewesen«. Es tut ihm gut, dort zu sein, auch wenn sich sein Zustand stetig verschlechtert. Inzwischen sind auch eindeutige parkinsonartige Symptome ersichtlich, die seine Bewegungsfähigkeit deutlich einschränken. Melanie trifft mit zunehmender Erkrankungsschwere die Entscheidung, die Zeit, die sie noch haben, ganz bewusst zu verbringen. Und sie will ihrem Vater mit Liebe gegenübertreten. Während die Familie ihn stets mit dem schwäbischen »Vaddr« anspricht, verzichtet sie heute darauf, weil sie diese Anrede irgendwann als abwertend empfindet. Melanie nennt ihn nun »Papa«. Immer mehr nimmt sie seine Verletzlichkeit wahr und schafft eine Nähe zwischen ihnen, die sie früher nicht hatten teilen können.

»Ich hab' dich lieb«, sagt sie stets zum Abschied zu ihrem Papa. Nicht ganz ein Jahr vor seinem Tod im Jahr 2020 wird er zum allerersten Mal in ihrem Leben mit den Worten geantwortet haben: »Ich dich auch«.

WISSEN KOMPAKT: Erkenntnisse für den Alltag mit Demenz

Ich kannte Melanies Vater persönlich und erinnere mich gut an ihn. Er war, als ich vor vielen Jahren naiv und unbedarft ins Berufsleben getapst bin, einer meiner ersten Patient:innen mit FTD, und half mir dabei, die vielen Facetten von Demenz verstehen zu lernen. Dass sie sich nicht nur in einer Abnahme der geistigen Leistungsfähigkeit äußern kann, sondern auch in diffusen, schwer greifbaren Verhaltensänderungen, depressiven Symptomen, Apathie, Emotionslosigkeit. All das kann eine Demenz bedeuten. Und Melanie? Sie ist heute meine Verbündete im Einsatz für mehr Sichtbarkeit für diese Erkrankung und bessere Hilfen für betroffene Familien. Aus dem kleinen Mädchen, das viel zu früh viel zu viel Verantwortung übernehmen musste, ist ein Leuchtturm für andere geworden. Mit großem Engagement schafft sie für Angehörige, die sich in einer ähnlichen Situation befinden wie sie damals, einen Raum, in dem ihre Anliegen und Bedürfnisse Gehör finden. Sie spricht öffentlich über ihre Erfahrungen und gibt gerade der immer noch häufig übersehenen Gruppe der Young Carers[33] – junge Menschen, meist Kinder oder Jugendliche, die sich um einen kranken, behinderten oder pflegebedürftigen Angehörigen kümmern – eine Stimme von unschätzbarem Wert.

Schätzungen gehen davon aus, dass es etwa 480 000 pflegende Kinder und Jugendliche in Deutschland gibt.[34] So jung schon so viel Verantwortung für eine geliebte Person zu übernehmen, hat eine enorme Auswirkung auf die psychische und körperliche Gesundheit der Heranwachsenden und es gibt noch zu wenige Unterstützungsangebote für sie.

Melanie weiß, was es bedeutet, sich um ein Elternteil zu kümmern, für dieses da sein zu wollen und ständig mit dem eigenen schlechten Gewissen zu kämpfen. Sie kennt das Gefühl, wenn

Träume und Visionen für das eigene Leben keinen Raum zu haben scheinen und eher Schmerz als Vorfreude hervorrufen. Melanie hat gut reflektiert, dass sie fast bis zur Selbstaufgabe für ihren Vater da war. Und gibt heute weiter, dass es wohlwollenden Antrieb von außen braucht. Menschen, die die pflegenden Jugendlichen darin bestärken, dass es okay und wichtig ist, sich Freiräume zu schaffen. Hobbys nachzugehen. Wegzuziehen für Ausbildung oder Studium. Sich in gewisser Weise auch mal abzukapseln, nicht die Betreuung übernehmen, nicht Ersatz-Partner für die Mutter sein zu müssen.

»Das Thema müsste schon in den Schulen mehr Beachtung finden«, sagt Melanie, »denn dies ist der Ort, an dem die Heranwachsenden die meiste Zeit verbringen. Dort sollten doch belastungsbedingte Veränderungen im Verhalten und in der sozialen Interaktion am ehesten auffallen. Den Lehrkräften. Den Freundinnen und Freunden.« Auch im Sportverein sollten, so findet sie, Betreuerinnen und Betreuer für solch ein Thema sensibilisiert werden, »um hinter eine Fassade schauen zu können«. Melanie hätte sich damals sehr gewünscht, dass jemand genauer hinsieht, wie es ihr geht und was zu Hause los ist. Wenn sie erzählte, dass ihr Vater krank sei, wurde dies aus Unwissenheit einfach so stehen gelassen. Es sei nicht erkennbar gewesen, dass jemand den Wunsch gehabt hätte, die Situation genauer erfassen zu wollen. »Mehr Sensibilität für junge Pflegende – unabhängig davon, ob das Familienmitglied von Demenz, Krebs, einer Suchterkrankung oder einem anderen Leiden betroffen ist«, fordert die junge Frau. Es gehe insgesamt um ein feinfühligeres Miteinander. Die »Antennen zu schärfen« für die Menschen, mit denen man sich tagtäglich umgibt, und reagieren zu können. Offen und ehrlich nachzufragen, wenn etwas auffällt.

Der Umgang mit einer schweren Erkrankung im nahen Lebensumfeld stellt für Kinder und Jugendliche eine ganz persönliche, ihre psychische Gesundheit betreffende Herausforderung dar, die ihre Entwicklung und Reifung zu einer selbstbewussten – einer sich selbst bewussten – und starken Persönlichkeit im Erwachsenenalter prägen kann. Melanie hat sich jahrelang psychotherapeutisch begleiten lassen, nachdem ihr Vater verstorben war. Dabei ging es auch darum, sich neu zu definieren. Fast ihr gesamtes bisheriges Leben war die Begleitung ihres Vaters das für sie präsenteste Thema – sie war die, die den Vater mit FTD hatte. Diese Tatsache hatte für sie rund um die Uhr oberste Priorität.

Als ihr Vater starb, geriet Melanie erst einmal in eine Art Sinnkrise. Mit Ende 20 war sie zum ersten Mal damit konfrontiert, sich zu fragen, wer sie ist und was ihr im Leben eigentlich wichtig ist. Psychotherapie alleine sei dabei nicht ausreichend gewesen, sagt sie, eher sei es eine Kombination aus verschiedenen Angeboten gewesen, die sie durch diese Zeit begleitet hätten. Melanie besuchte Angehörigengruppen, sprach mit einer Trauerbegleiterin, versuchte, verschiedene Perspektiven zu bearbeiten. Besonders wertvoll empfand sie dann einen von der Deutschen Alzheimer Gesellschaft organisierten Erfahrungsaustausch für junge Angehörige. Die Begegnung mit Gleichaltrigen in einer ähnlichen Lebenssituation war für sie besonders wichtig, um ihre Fragestellungen auf Augenhöhe mit anderen besprechen zu können. Hier reifte in Melanie auch der Wunsch, anderen zu helfen.

Es sei wichtig, mit Kindern von erkrankten Eltern zu sprechen. Egal ob eine körperliche, psychische oder neurologische Erkrankung wie Demenz – Kinder müssen kindgerecht aufgeklärt werden, um zu verstehen, dass die Situation, das veränderte Verhalten, das Leiden, nichts mit ihnen zu tun hat. Emotionale Sicherheit erlangen sie nur dann, wenn sie das Gefühl bekommen, ernst genommen zu werden. Gespräche schaffen Vertrauen und helfen, Ängste und Unsicherheiten abzubauen. Eine offene Kommunikation stärkt die Fähigkeit von Kindern, schwierige Situationen zu bewältigen. Sie sollten lernen, auch eigene Gefühle zu benennen und diese mitzuteilen. Letztendlich vermeidet ein offener Umgang auch Isolation – Kinder wie Melanie neigen häufig dazu, sich nicht zugehörig zu fühlen, weil sie mit niemandem über ihre Situation sprechen können. Sie versuchen, still die Last alleine zu tragen, und benötigen Unterstützung, Tabuthemen aufzubrechen.

Hilfreich kann hier, so wie es auch Melanie erlebt hat, der Austausch mit Gleichaltrigen sein, welche sich in einer ähnlichen Situation befinden. Die Online-Angehörigengruppe »Demenz Buddies« des Vereins Desideria Care beispielsweise bietet jungen Angehörigen von Menschen mit Demenz solch einen sicheren Raum, um sich auszutauschen und mit erfahrenen Familientherapeutinnen zu sprechen, die die Gruppe moderieren.[35]

Daneben sind es eben auch die Schulen, die gerade aufgrund der hohen sozialen, politischen und ökonomischen Relevanz des Themas in der Verantwortung sind, über das Krankheitsbild Demenz, die Lebenssituation von Betroffenen und Versorgungsstrukturen zu informieren. Die frühzeitige Aufklärung ist ein wichtiger Baustein, um Vorbehalte und Ängste abzubauen und Jugendliche zu stärken, offen mit persönlichen Erfahrungen umzugehen. Eine Integration solcher Aufklärung in den Schulunterricht wäre ein wichtiger Schritt, um das Thema breiter zu verankern und Kindern frühzeitig beizubringen, dass demenzielle Erkrankungen Teil unseres Lebens sind.

Die Nationale Demenzstrategie, die am 1. Juli 2020 von der Bundesregierung beschlossen wurde, forderte spezifische Angebote für Kinder und Jugendliche und setzt diese mit unterschiedlichen Akteuren um. Die Deutsche Alzheimer Gesellschaft hat die Seite »Alzheimer4teachers« ins Leben gerufen, die sich an Pädagoginnen und Pädagogen richtet mit dem Ziel, Kindern und Jugendlichen im Unterricht das Thema Demenz näherzubringen. Das Unterrichtsmaterial ist für verschiedene Altersstufen aufbereitet und kann in einzelnen Unterrichtsstunden bis hin zu Projekttagen verwendet werden.[36] Wünschenswert wäre eine Aufnahme des Themas Demenz in den Lehrplan, denn dies würde gewährleisten, dass ausnahmslos alle Kinder Zugang zu diesem Wissen erhalten und nicht nur jene, die zufällig in Kontakt mit speziellen Kampagnen kommen.

Auch jüngere Kinder können schon spielerisch an das Thema herangeführt werden. Bilderbücher wie »Knietzsche und die Demenz« sind hilfreiche Alltagsbegleiter, um mit Kindern von erkrankten Angehörigen leicht und liebevoll ins Gespräch zu kommen.[37] Weitere Tipps für Kinder- und Jugendbücher über Demenz finden Sie zum Beispiel auf der Internetseite »Alzheimer und wir« der Journalistin Peggy Elfman.[38]

Auch Melanie wird weiter dafür kämpfen, dem Thema seinen Schrecken zu nehmen. Aus dem Wunsch, sich zu engagieren und sich für andere stark zu machen, ist inzwischen eine Lebensaufgabe geworden. Mit ihrer persönlichen Geschichte und ihrem Einsatz möchte sie nicht nur Betroffene und Angehörige unterstützen, sondern auch das Bewusstsein in der Gesellschaft schärfen. Sie glaubt fest daran, dass Wissen, Empathie und Zusammenhalt die wichtigsten Schlüssel sind, um den Umgang mit Demenz positiv zu verändern. Melanie zeigt, dass aus tiefem Schmerz Stärke und aus schweren Herausforderungen neue Hoffnung wachsen kann. »Und am Ende ist da nur noch Liebe«, sagt sie. Und lächelt.

Das letzte Segel – Über die schwierige Frage nach einem selbstbestimmten Abschied

Die folgende Geschichte behandelt das sensible Thema Suizid. Ich möchte Sie bitten, kurz in sich hineinzuhören: Sind Sie bereit, sich damit auseinanderzusetzen? Falls Sie sich unwohl oder getriggert fühlen, überspringen Sie dieses Kapitel bitte. Es ist wichtig, dass Sie Ihre eigenen Grenzen respektieren und darauf achten, was Ihnen guttut.

Es ist Oktober 2017, die Tage in Hamburg sind mild, und ein leichter Regen prasselt gegen die Fenster des Sprechstundenzimmers. Hier erfährt Eckhard die Ergebnisse seiner ärztlichen Untersuchungen. Der Geschäftsführer einer Unternehmensberatung spürt seit einigen Jahren, dass etwas nicht stimmt. Zuerst erkannte er ab und zu die Namen bekannter Persönlichkeiten im Fernsehen nicht mehr, dann auch von Kundendienstmitarbeiter:innen, mit denen er kurz zuvor noch in Kontakt war. Manchmal staunte er über Begriffe und deren Bedeutung, die ihm plötzlich entfallen waren. Auch beim Lesen fiel es ihm immer schwerer, die Wörter zu erfassen – mühsam setzte er Silbe für Silbe in seinem Kopf zusammen und hoffte, dass sich ihm der Sinn erschließen würde. Englisch und Französisch, zwei Sprachen, die er früher mühelos beherrschte, entglitten ihm zunehmend. Er war sich der Tragweite dieser Beobachtungen bewusst, denn vergesslich war er keineswegs.

Heute wird er erfahren, dass eine MRT-Untersuchung seines Gehirns Veränderungen zeigt – dass die Hirnrinde im Bereich seines linken Schläfenlappens auf den Bildern deutlich schmächtiger wirkt als in der rechten Hemisphäre, passend zu seinen Symptomen. »Semantische Variante einer Primär Progredienten Aphasie« nennt die Medizin diesen Krankheitsprozess und der behandelnde Arzt wird Eckhard erklären, dass die Erkrankung fortschreiten wird – und, dass es Stand heute keine Behandlungsmöglichkeiten gibt.

Eckhard weiß, was nun zu tun ist. Schon vor seiner Diagnose hatte er den Entschluss gefasst, seine Geschäftsanteile und seine Geschäftsführung abzugeben, um mehr Zeit für die Dinge zu haben, die ihm die Welt bedeuten. Gemeinsam mit seiner Lebensgefährtin Isabell setzt er die Segel und folgt dem Kurs, den das Leben ihm weist, entschlossen, die Kontrolle über sein Leben zu bewahren. Diese Kontrolle bedeutet für ihn auch, selbst zu entscheiden, wie er mit seiner Diagnose umgeht. Er möchte nun sein Leben umso mehr genießen – und selbst entscheiden können, wann er es beendet. Dabei äußert er gegenüber Isabell immer wieder die Maßstäbe, an denen er seine Lebensqualität messen will. Und definiert für sich den Zeitpunkt, an dem sie nicht mehr gegeben sein wird. Isabell kennt Eckhard gut genug, um zu wissen, dass sie seine Gedanken respektieren muss. Er war und ist ein Mann, dem Autonomie, Selbstständigkeit und Selbstbestimmtheit über alles gehen. Zu diesem Zeitpunkt gelingt es ihr, ihm zuzuhören, ohne zu werten. Es geht ihm gut, und nichts muss sich ändern. Was die Zukunft bringen wird, wissen sie beide nicht.

Für den Moment ist klar, dass sein Lebensmut nicht verloren ist, trotz dieser lebensverändernden Diagnose. Ganz im Gegenteil –

denn Eckhard hat Pläne. Das Segeln ist sein fester Anker, auf dem Meer zu reisen seine große Leidenschaft. Er stürzt sich nun konzentriert in neue Abenteuer, von Heiligenhafen aus navigieren Isabell und er erst einmal in einem dreimonatigen Segeltörn bis zum Süden der Bretagne. Seine zunehmenden Sprachstörungen machen manches schwer, aber nicht unmöglich und er akzeptiert jeden Schritt, den die Krankheit tut, sucht Lösungswege, damit umzugehen, und findet sie. Solange er segeln kann, ist sein Leben erfüllt. Und so arbeitet er mit Isabell auch weiter an einem großen Traum: Eckhard möchte alleine von den Kanaren in die Karibik segeln.

Die Zeit vergeht, die Diagnose liegt drei Jahre zurück, und Eckhards Sprachstörungen sind deutlich fortgeschritten. Er kann zwar noch sprechen, doch viele Worte fehlen ihm, und es wird mühsamer, sich im Gespräch intensiv mit ihm auseinanderzusetzen. In Streitsituationen bleibt Isabell manchmal nichts anderes übrig, als Abstand zu nehmen, da Eckhard nicht mehr ausreichend mit ihr sprechen kann und so Konflikte nicht gelöst werden können. Auch scheint es mehr zu sein als die Sprache, die sich verändert. Manchmal weint Isabell ob ihrer Situation und Eckhard starrt sie nur an. Wirkt empathielos und reagiert nicht auf sie, wie man es von seinem Partner erwarten würde. Dann wiederum zeigt er sich sehr liebevoll und überrascht sie mit kleinen Gesten der Aufmerksamkeit.

Sein Traum von einem Segeltörn in die Karibik bleibt von all dem unberührt, seine Lebensfreude ebenfalls, und im November 2021 möchte er diesen Traum nun endlich verwirklichen. Isabell versteht genau, was diese Reise ihrem Mann bedeutet. Sie bereitet sein Boot akribisch für ihn vor, um eine Struktur zu schaffen, die seine Defizite bestmöglich ausgleicht. So belädt sie es beispielsweise mit Lebensmitteln für mindestens drei Wochen und versieht jedes Fach mit Hinweisschildern in einfacher Sprache, damit Eckhard alles leicht finden kann. Das Paar kauft ein

Satellitentelefon, das Isabell und ihrem Sohn, der Eckhard ebenfalls nahesteht, ermöglicht, seine Route nachzuvollziehen. Durch die Satellitenverbindung würde alle acht Stunden sein Standort übertragen werden, sodass immer sichtbar ist, wo auf dem Meer Eckhard sich gerade befindet. Seine Route wird ihn von Santa Cruz de Tenerife auf den Kanarischen Inseln bis nach Martinique in der Karibik führen, knapp 3000 Seemeilen auf dem offenen Meer. Bevor Eckhard aufbricht, reist Isabell zurück nach Hamburg. Sie weiß, dass er ein erfahrener Segler ist und seine sprachlichen Beeinträchtigungen ihm nicht die Fähigkeit nehmen, ein Boot sicher zu navigieren. Dennoch ist sie zu aufgewühlt, um dabei zu sein, wenn ihr Mann ablegt. Ihn auf sich allein gestellt zu wissen, macht ihr Angst.

Bereits nach einem Tag ruft ihr Sohn sie an: Über die Standortbestimmung kann er nachvollziehen, dass Eckhard umgekehrt ist. Ein technischer Defekt zwingt ihn dazu, weil er die auf Englisch verfasste Betriebsanleitung des Geräts nicht mehr lesen kann. Isabell weiß, was das für Eckhard bedeuten muss, ihre Sorgen werden größer. Eckhard hingegen steuert sicher in den Hafen von Santa Cruz, aus dem er aufgebrochen war, und lässt Freunde die Reparaturen übernehmen. Lösungsorientiert, das war er schon immer. Danach legt er erneut ab – doch wieder ist er gezwungen, umzukehren. Er versucht es dreimal, bis er die Reise schließlich abbrechen muss. In diesem Moment wird Eckhard klar, dass er es nicht schaffen wird. Sein Traum ist geplatzt, die Überfahrt in die Karibik ist nicht mehr möglich für ihn. Isabell ist mit ihren Kindern auf Martinique, wo sie auf Eckhard warten wollten. Nun fliegt er zu ihnen, statt zu ihnen zu segeln, die Tragweite dieser Situation ist kaum auszumalen. Isabell kennt Eckhard gut genug, um zu wissen, dass dies alles verändern wird.

Doch auch wenn sein Lebenstraum geplatzt ist, so verbringt er mit Isabell weiter Zeit auf seinem geliebten Boot. 2023 segeln sie von Madeira nach Fuerteventura, ganze zweieinhalb Tage dauert diese Reise und er meistert sie problemlos. »Eckhard segelt auch ohne Worte um die Welt«, sagt Isabell. Er äußert sich nur noch in einzelnen Wörtern, verfügt aber weiterhin über bemerkenswerte emotionale und kognitive Fähigkeiten. Wenn sie beispielsweise in der Stadt sind und Isabell etwas gefällt, kommt es vor, dass Eckhard ihr zwei Wochen später genau das als Überraschung mitbringt. Auch seine Steuererklärung macht Eckhard im Juni 2023 zusammen mit einem Bekannten noch selbst. Manchmal ist es kaum zu begreifen, wie all das zusammenpasst – diese Krankheit stellt eine ungeheure Herausforderung dar. Für alle Beteiligten.

Eckhard steht vermeintlich noch mitten im Leben – und so kommt das, was folgt, für Isabell völlig unerwartet: Im August 2023 unternimmt Eckhard einen Suizidversuch. Ja, er hatte es immer wieder betont: Er wolle nicht mehr leben, wenn die Erkrankung so weit fortgeschritten sei, dass er nichts mehr verstehen könne. Aber war dieser Punkt wirklich erreicht? Für Eckhard – und nur für ihn – war dieser Moment tatsächlich gekommen.

Er möchte sein Leben nicht impulsiv und in Verzweiflung beenden, sondern nach seinen eigenen Maßstäben und in einer letzten bewussten Entscheidung. Er trifft Vorkehrungen, damit Isabell finanzielle Sicherheit hat, verlässt eines Morgens das Haus, als Isabell unterwegs ist, und fährt mit seinem Auto an einen Ort, den er für sein Lebensende vorsieht. In einem letzten Akt der Fürsorge schickt er Isabell ein Foto des Wagens, damit sie diesen später – so wird ihr danach klar – leichter finden kann. Dann verletzt er sich so schwer, dass ein Suizidversuch als Hilferuf völlig ausgeschlossen ist – und wird durch einen zufällig vorbeikommenden Mann gerettet.

Eckhard wird zwei Wochen lang in einer Klinik behandelt, vom ersten Tag an wiederholt er immer wieder die Worte »blöd, blöd, blöd«. Die Ärzt:innen interpretieren, dass er seinen Suizidversuch bereue, doch Isabell weiß, dass dem nicht so ist. Eckhard ist verzweifelt, weil er überlebt hat. Sie weiß, dass die Entscheidung ihres Mannes, sein Leben beenden zu wollen, unumkehrbar ist.

Die folgenden Wochen sind unendlich schwer. Als Eckhard aus der Klinik entlassen wird, steht er erst einmal völlig verloren im Flur seiner Wohnung – es bricht Isabell das Herz, zu sehen, wie unglücklich er ist. In der folgenden Zeit signalisiert er über Zeichnungen den Wunsch, sich bei einem Verein für Sterbehilfe anzumelden, versucht immer wieder, mit Händen und Füßen auf seine Situation aufmerksam zu machen. Isabell kann nicht mehr tun, als für ihn da zu sein und ihn in seinem Schmerz zu begleiten. Sie spürt und weiß, dass Eckhard eine Entscheidung getroffen hat, hinter der er zu hundert Prozent steht und die ihr das Unmögliche abverlangt: Akzeptanz. Ihn so verzweifelt zu sehen, lässt auch sie verzweifeln, gemeinsam straucheln sie in den nächsten Wochen hilflos von Tag zu Tag.

Sechs Wochen später wird Eckhard einen zweiten Suizidversuch unternehmen, der sein Leben beendet – und dieses Mal wird Isabell nicht ganz unvorbereitet sein. Seine Entscheidung hatte er schon lange zuvor getroffen, und Isabell wusste seit Wochen, dass sie ihn würde loslassen müssen. »Ein Mensch ohne Träume ist wie ein Boot ohne Segel«, heißt es in einem alten Sinnspruch. Und während die Welt um sie herum mit Bestürzung und Unverständnis reagieren wird, wird sie verstehen: Dies war der letzte Schritt auf einem Weg, den Eckhard mit Klarheit und Überzeugung für sich gewählt hatte. »Schatz, nun hast du es geschafft«, wird sie ihm gen Himmel leise zuflüstern. Doch nur sie wird wissen, welche Aufgabe jetzt vor ihr liegt: mit dem Schmerz und der Leere zu leben, die seine Entscheidung in ihrem Herzen zurückgelassen hat.

Heute, ein Jahr später, steht Isabell auf dem Kongress der Deutschen Alzheimer Gesellschaft vor mir, inmitten von Hunderten von Engagierten, die es sich zur Aufgabe gemacht haben, eine demenzsensible Welt zu gestalten. Ein unglaublicher Spirit von Lebensmut liegt in der Luft, ich sauge jeden Moment in mich auf und kann nicht genug davon bekommen. Isabell wird heute ihre Geschichte erzählen und bringt damit ein Thema auf die Bühne, das erst einmal schwer auszuhalten ist. Demenz und Suizidalität sind zwei Begriffe, die in einem Atemzug auszusprechen viel Schmerz auslösen können. Wir alle, die wir uns hier in diesem Kongresszentrum versammelt haben, setzen uns unermüdlich dafür ein, die Angst vor Demenz zu lindern. Unser gemeinsamer Antrieb ist es, Betroffenen und ihren Angehörigen Wege aufzuzeigen, wie ein gutes Leben trotz dieser Diagnose möglich bleibt. Die Rahmenbedingungen dafür zu schaffen, ist der Motor, der uns antreibt.

Vielleicht schätze ich gerade deshalb Isabells Präsenz so sehr. Demenz hat viele Gesichter, und genauso vielfältig sind die Wege, mit ihr umzugehen. Selbst die positivste Darstellung dieser Erkrankung kann nicht verhindern, dass Betroffene und Angehörige auch leiden. Ob ein gutes Leben mit dieser Erkrankung wirklich möglich ist, hängt von unzähligen, sehr individuellen Faktoren ab und Eckhard konnte sie für sich an einem bestimmten Punkt nicht sehen. Die Last, die Isabell nun tragen muss, ist dabei kaum in Worte zu fassen. Den schwindenden Lebenswillen eines geliebten Menschen zu erleben, muss schrecklich sein. Diesen Menschen dann wirklich gehen lassen zu müssen, noch viel mehr. Dennoch spüre ich in dieser Frau keine Verbitterung an diesem Nachmittag, nein, sie saugt die Atmosphäre dieses Kongresses genauso auf wie ich. Die Gleichzeitigkeit der Dinge – der Schmerz über Eckhards selbstgewähltes Lebensende, die mitreißende Zuversicht der Kongressbesucher und die Gewissheit, dass beides sein darf – macht mir Mut. Isabell macht mir Mut. Ihre Geschichte ist eine Geschichte, wie sie das Leben selbst schreibt, und sich dieser zu stellen und darüber zu sprechen, ist ein kraftvolles, aus tiefstem Herzen kommendes »Ja« zum Leben. Isabell weiß um ihre Verantwortung. Ihre Stimme ist die Stimme all jener, die einen geliebten Menschen durch Suizid verloren haben und sich in ihrem Schmerz oft allein gelassen fühlen. Halten wir das Unbehagen und die Hilflosigkeit gemeinsam aus, die wir fühlen, wenn wir mit diesem Thema konfrontiert werden. Lassen Sie uns darüber sprechen. Für Isabell. Für Eckhard.

Für uns alle.

Expertenmeinung: Was wir hier lernen können

Schon als Kind faszinierte mich die Frage, warum Menschen sich so verhalten, wie sie sich verhalten, warum sie fühlen, wie sie fühlen, und was sie zu dem macht, wer sie sind. Als ich mich nach der Schule für ein Psychologiestudium entschied, war dies eine bewusste Entscheidung dafür, mich intensiv mit all den Facetten auseinanderzusetzen, die das Menschsein ausmachen. Zu verstehen, warum Menschen bestimmte Entscheidungen treffen. Zu helfen, wenn jemand von Gefühlen und Lebensereignissen überwältigt wird. Und auch wenn diese Arbeit weit weg schien von dem, was mein Auftrag und Antrieb als Künstlerin war, so weiß ich heute, dass ich auch in meiner Kunst dasselbe tue. Auch in der Musik versuche ich, das Menschsein zu analysieren und zu reflektieren, indem ich es in Melodien und Reime übersetze. Nutze Klänge, um Emotionen spürbar zu machen, von denen meine Hörerinnen und Hörer vielleicht noch gar nicht wissen, dass sie sie in sich tragen. Das kann sehr heilsam sein. Für sie ebenso wie für mich.

Dennoch sei »menschliches Verhalten im Einzelnen nicht vorhersehbar«, sagte einst ein Professor zu Beginn meines Psychologiestudiums und dieser Satz hat mich seitdem nachhaltig geprägt. Was auf den ersten Blick trivial erscheinen mag, spiegelt doch die enorme Komplexität und Vielschichtigkeit der menschlichen Psyche wider und macht mich immer wieder demütig. Egal, wie viel wir wissen und zu geben glauben, wir können uns nie zu hundert Prozent sicher sein, dass wir das Verhalten unseres Gegenübers antizipieren können. Alle Psychologiestudentinnen und -studenten befassen sich in ihrem Studium intensiv mit psychischen Störungen, deren Diagnostik, Behandlung und Prävention, lernen zu verstehen und zu erkennen, wie psychische Krisen und psychiatrische Erkrankungen entstehen und wie sie zu behandeln sind. Und dennoch, da bin ich mir sicher, macht jede:r von ihnen später in seinem Berufsleben einmal die Erfahrung, dass eine Person die Hilfe erst einmal nicht annehmen kann, die man anbietet. Dass sich jemand – um den Bogen zu dem Zitat am Beginn dieses Abschnitts zu spannen – anders verhält, als man es erwarten würde.

Natürlich ist dies auch ein Bestandteil des therapeutischen Prozesses. Niemand beginnt eine Therapie und verändert sofort sein Verhalten oder seine Denkmuster. Die intensive Auseinandersetzung mit problematischen Denk- und Verhaltensweisen, dem Mangel an Problemlösestrategien oder einem instabilen seelischen Gleichgewicht erfordert Mut, Zeit und Durchhaltevermögen. Die Aufgabe guter Psychologinnen und Psychologen besteht darin, diese Kräfte zu bündeln, zu stärken und die Menschen behutsam auf ihrem Weg zur Veränderung zu begleiten.

Doch was, wenn eine Person eine Entscheidung trifft, die jede weitere Auseinandersetzung unmöglich macht? Eine Entscheidung, die so endgültig und weitreichend ist, dass sie unsere Vorstellungskraft sprengt – zu groß, zu schwer, zu überwältigend, um sie vorhersehen zu können? Auch abseits der Arbeit von Psychotherapeutinnen und Psychotherapeuten treten solche Situationen auf – natürlich ist das so. Nicht jeder Mensch ist in Therapie. Die Betroffenen haben Familien, Freund:innen, Kolleg:innen und auch diese müssen mit den Konsequenzen einer solchen Entscheidung leben. Der Entscheidung zum Suizid.

Suizid meint die absichtliche Handlung, das eigene Leben zu beenden. Als Synonyme werden die Begriffe Selbsttötung und Freitod verwendet – ich komme nicht umhin, mich an diesen Wörtern zu reiben, auch wenn ihre Verwendung verständlich ist. Der Begriff Selbsttötung soll eine direkte, sachliche Beschreibung des Vorgangs bieten und bewusst frei von religiösen oder moralischen Bewertungen sein. Doch die Verwendung des Wortes Tötung trägt unweigerlich eine gewaltvolle Konnotation in sich, die dem Geschehen zwar gerecht wird, zugleich aber in mir den Wunsch auslöst, die Betroffenen vor jeglicher Form von Verurteilung zu bewahren. Freitod hingegen weckt in mir eine völlig andere Resonanz – die Vorstellung eines frei gewählten Todes als bewusste Handlungsoption in bestimmten Situationen anzuerkennen und zu akzeptieren.

Ich spüre, wie mich das Schreiben dieser Zeilen ambivalenten Gefühlen aussetzt, die zu ordnen und zu bewerten unglaublich schwer ist. Ich denke, genau das ist der Kern der Auseinandersetzung mit diesem Thema: Es löst widersprüchliche Gefühle und Gedanken in uns aus, die durch die gleichzeitige Konfrontation mit persönlichen, gesellschaftlichen, ethischen und emotionalen Dimensionen des Suizids entstehen. Wir bewegen uns zwischen Verstehen und Unverständnis, zwischen Akzeptanz und Ablehnung, zwischen sachlicher Analyse und emotionaler Betroffenheit. All dies macht den Umgang mit Suizid besonders herausfordernd und erfordert von uns allen eine einfühlsame, differenzierte Betrachtung.

Immer wieder habe ich mir in den letzten Jahren die Frage gestellt, ob das Suizidrisiko für Menschen mit Demenz erhöht ist, nicht zuletzt auch deswegen, weil ich Suizide in meiner Arbeit erlebt habe. Es geschieht sehr selten, aber es geschieht – und jeder Fall macht mich tief betroffen. Es folgen immer wieder lange Gespräche mit Kolleginnen und Kollegen darüber, ob und wie wir es schaffen können, suizidale Krisen bei unseren Patient:innen abzuwenden. Als medizinisches und psychologisches Personal einer Demenzambulanz ist dies eine besondere Herausforderung. Wir sehen unsere Patient:innen in der Regel nur alle sechs Monate – und ein, zwei Stunden Kontakt in unserer Klinik bieten schlicht kein ausreichendes Setting, um einen Todeswunsch zuverlässig zu erkennen. Wie es den Betroffenen zu Hause geht, erfahren wir nur, wenn die Angehörigen uns kontaktieren und um Hilfe bitten. Dennoch sind wir uns unserer Verantwortung bewusst und möchten so einfühlsam und achtsam wie möglich mit jedem einzelnen Menschen umgehen, der unsere Sprechstunde in Anspruch nimmt.

Das Suizidrisiko ist bei Menschen mit Demenz nicht generell höher als bei anderen, jedoch deuten wissenschaftliche Untersuchungen darauf hin, dass bestimmte Untergruppen ein höheres Risiko aufweisen: Eine Studie aus Schweden, die sich mit suizidalem Verhalten bei Menschen mit Demenz in höherem Lebensalter (75+) auseinandersetzte, konnte Faktoren benennen, die dies begünstigen. Das Risiko für suizidales Verhalten war erhöht, wenn die Betroffenen schon früher zu selbstverletzendem Verhalten geneigt hatten, unter schweren Depressionen litten, in einem frühen Stadium der Demenz waren oder eine Zuwanderungsgeschichte hatten.[39] Die Autor:innen schlussfolgern, dass das Gesundheitssystem ihnen gerade in frühen Phasen einer Demenzerkrankung nicht genügend Hilfestellung bietet und psychiatrische Symptome nicht ausreichend behandelt werden, um Suizidalität zu vermeiden. Menschen mit migrantischen Wurzeln und vor allem jene mit niedrigem sozioökonomischem Status sind demnach besonders betroffen. Das könnte daran liegen, dass sie psychiatrische Gesundheitsdienste nur selten nutzen und ihre Erkrankungen unzureichend behandelt werden. Kulturelle Unterschiede, ethnokulturelle Tabus und Sprachbarrieren stellen häufig zusätzliche Hürden dar. Betrachtet man das Suizidrisiko unter dem Aspekt der spezifischen Demenzform, so zeigt die Literatur, dass Menschen mit Frontotemporaler Demenz (FTD) besonders gefährdet sind. Dabei sind jüngere Patient:innen besonders betroffen, gerade wenn Depressionen, Angststörungen und bipolare Störungen vorliegen.[40]

Wenn wir das Thema Suizidalität und Demenz ansprechen, öffnet sich unweigerlich der Raum für die grundlegende Frage nach dem Erhalt von Lebensqualität trotz einer schweren Erkrankung. Da es aktuell keine Heilungsmöglichkeiten gibt und neurodegenerative Erkrankungen unaufhaltsam fortschreiten, werden Demenzerkrankungen besonders pessimistisch wahrgenommen. Viele Menschen, mit denen ich über meine Arbeit spreche, können sich ein Leben mit Demenz nicht vorstellen. Der Kontrollverlust, der mit dieser Erkrankung einhergeht, wird oft als unerträglich erlebt und ist für viele mit großen Ängsten verbunden. Dennoch zeigt die Erfahrung mit meinen Patient:innen, dass sich die individuellen Maßstäbe für die Beurteilung von Lebensqualität verschieben können, wenn tatsächlich eine Erkrankung vorliegt.

Das langsame »Hineinwachsen« in die Erkrankung ermöglicht den Betroffenen sehr wohl, sich an die abnehmende geistige Leistungsfähigkeit anzupassen. Es zeigt sich, dass für viele Patient:innen Funktionsfähigkeit und Eigenständigkeit an Wichtigkeit verlieren, während die Bedeutung von zwischenmenschlicher Bindung, Zuwendung, Geborgenheit und Wohlbefinden steigt.[41] Daneben ist es auch Teil der Erkrankung an sich, dass die Reflexionsfähigkeit über den eigenen Zustand abnimmt, was auch das

Erleben von Lebensqualität verändern kann. Betroffene verlieren mit der Zeit das Bewusstsein für die eigenen Defizite sowie die Fähigkeit, ihren Zustand vollumfänglich einzuschätzen. Und sie zeigen gerade auch dann Lebensfreude.

Natürlich lässt sich diese Aussage nicht pauschalisieren. Ich kenne Patient:innen, die stets unglücklich, getrieben und voller Schmerz erscheinen, und es bricht mir das Herz, wenn wir als Teil des medizinischen Versorgungssystems diesen Zustand nicht ausreichend verändern können. Umso bedeutsamer ist es, diesen Menschen immer wieder kleine Wohlfühlmomente zu schenken, indem wir uns einfühlsam und sanft mit ihnen beschäftigen. Durch Gegenstände, Musik oder Erlebnisse, die ihnen auch in der Vergangenheit Freude bereitet haben, können wir Licht in ihren Alltag bringen. Ich bin überzeugt, dass diese kleinen Momente Spuren hinterlassen – auch wenn die Patientinnen und Patienten schon kurz darauf wieder traurig wirken mögen.

Der Wunsch zu sterben, kann bei jenen Demenzformen mit einer höheren Wahrscheinlichkeit auftreten, die die allgemeine kognitive Leistungsfähigkeit gerade zu Beginn nicht allumfassend verändert. Dazu zählen neurodegenerative Prozesse, die zunächst nur einzelne Teilbereiche dessen beeinträchtigen, was wir als Kognition bezeichnen – also die Gesamtheit der mentalen Fähigkeiten und Prozesse, die unser Denken, Lernen, Erinnern und Verstehen ermöglichen. Hierzu zählt die Semantische Variante der Primär Progredienten Aphasie als Unterform FTD.[42] Semantisch meint, dass die Bedeutung und Interpretation von Zeichen oder Wörtern betroffen sind. Aphasie ist der medizinische Begriff für Sprachstörung. Zusammengefasst: Die Patient:innen wissen zunehmend nicht mehr, was die sprachlichen Informationen bedeuten.

Bei dieser Erkrankung beginnt das Zellsterben in unserem Schläfenlappen – dies ist der Bereich des Gehirns, der eine entscheidende Rolle bei der Verarbeitung von Sprache spielt. Dass wir Objekte und Personen erkennen, Wörter nennen, verstehen und ihre Bedeutung kennen – all das wird hier maßgeblich, auch im Zusammenspiel mit anderen Hirnregionen, verarbeitet. Für die Patient:innen bedeutet dies herausfordernde Veränderungen, die für Laien häufig erst einmal schwer einzuordnen sind, da sie gerade am Anfang gut versteckt werden können. Die Erkrankten verlieren nach und nach das Wissen über die Bedeutung von Dingen. Es kommt vor, dass ich eine:n Betroffene:n frage, was eine Aubergine ist, und er:sie den Begriff nicht mehr einordnen kann.

Typischerweise verlieren die Patient:innen zunächst das Verständnis für weniger gebräuchliche Begriffe, die im Alltag seltener vorkommen. Nach und nach wird ihr Wortschatz immer kleiner, und sie müssen zunehmend auf Umschreibungen zurückgreifen. Schließlich geht auch ihr grundlegendes Wissen darüber verloren, was Dinge sind und wofür sie verwendet werden. Eine meiner Patientinnen umschrieb irgendwann alle Dinge, in die man etwas hineintun kann, mit dem Wort »Tüte« – egal ob es ein Topf war, eine Vase, eine Tasche, ein sonstiges Gefäß.

Mit der Zeit fallen uns im Gespräch immer mehr Redefloskeln auf, die Erkrankte gebrauchen, um das schwindende Weltwissen zu kompensieren und zu verstecken. So kann es vorkommen, dass Angehörige lange nicht bemerken, dass die Betroffenen Sprachstörungen haben und nur noch wenig von dem verstehen, was gesagt wird. In einem späteren Stadium geht das Verständnis für Sprache (fast) komplett verloren. Manche sprechen trotzdem viel – und sagen wenig, antworten falsch auf Fragen, reagieren nicht auf Aufforderungen. Es ist, als würde man in einer Fremdsprache mit ihnen sprechen, derer sie nicht mächtig sind.

In unserer Klinik erleben wir immer wieder, dass Patient:innen mit der Semantischen Variante einer Primär Progredienten Aphasie auch eine Art Wesensänderung durchmachen, die ihre

Fähigkeiten in sozialen Situationen verändert. Sie können in zwischenmenschlichen Beziehungen nicht mehr dieselbe Empathie empfinden oder verstehen Emotionen schlechter als früher. Einige haben kaum oder keine Krankheitseinsicht – ein Teil aber eben schon. Und diese Patient:innen leiden sehr unter den zunehmenden Defiziten. Diese Gruppe ist deshalb besonders anfällig dafür, suizidale Gedanken zu entwickeln – so auch Eckhard. Die Verzweiflung über die schwindenden Möglichkeiten, mit anderen Menschen zu kommunizieren, ist absolut nachvollziehbar. Deshalb ist es mir ein großes Anliegen, zunächst Verständnis für solche Gedanken aufzubringen. Gerade in unserer Ambulanz wünsche ich mir, einen geschützten Raum zu schaffen, in dem lebensmüde Gedanken offen ausgesprochen werden können, ohne dass die Betroffenen Angst vor Verurteilung haben müssen. Unsere Aufgabe als ärztliches und psychologisches Personal ist es dann, ein vertrauensvolles Verhältnis zu schaffen, in dem die Patient:innen gemeinsam mit uns sich ihrer Motive bewusst werden können, die Möglichkeit bekommen, Sichtweisen zu korrigieren und Alternativen zu entdecken. Es ist wichtig, einen Suizidwunsch auch vor dem Hintergrund einer möglichen psychiatrischen Erkrankung wie einer schweren Depression richtig einzuordnen und weitere Faktoren wie belastende Lebensumstände, familiäre Konflikte oder körperliche Erkrankungen herauszuarbeiten.

Eckhard hatte für sich ein Leben ohne Möglichkeit zu kommunizieren ausgeschlossen. Sein Entschluss zum Suizid war klar und dauerhaft gefasst. Eine psychische Störung war – soweit beurteilbar – nicht vorhanden. Er hatte niemals unter Depressionen gelitten, die seine Urteilsfähigkeit hätten beeinträchtigen können. Nach seinem ersten Suizidversuch suchte er deshalb den Kontakt zum Schweizer Verein Dignitas, der sowohl präventive Maßnahmen als auch Sterbebegleitung und Freitodhilfe für seine Mitglieder anbietet. Doch Eckhard war in den Jahren seiner Demenzerkrankung nicht regelmäßig ärztlich betreut worden, sodass eine lückenlose, schriftliche Dokumentation der Ernsthaftigkeit und Dauerhaftigkeit seines Sterbewunsches, seines Leidensdrucks oder des Ausschlusses möglicher behandelbarer Erkrankungen wie Depressionen nicht vorhanden war. Erschwerend kam hinzu, dass er seinen Willen verbal nicht mehr ausdrücken konnte. Dignitas musste Eckhards Antrag folglich ablehnen.

Als Mensch respektiere ich den Wunsch Schwerkranker, selbstbestimmt zu sterben. Als Psychologin und Fürsprecherin von Menschen mit Demenzerkrankungen ist es mein Anliegen, Wege aufzuzeigen, wie trotzdem ein gutes Leben möglich sein kann. Dabei ist mir bewusst, dass die Wahrnehmung und Definition von Lebensqualität etwas höchst Individuelles sind. Essenziell ist aber, dass wir uns zu jedem Zeitpunkt der Gefahr bewusst sind, dass Menschen mit einer lebensverändernden Diagnose eine Entscheidung zum selbstbestimmten Lebensende auch aus Trauer, als Ausdruck von Angst oder weil sie »nicht zur Last fallen wollen« treffen können. Ich wünsche mir, dem entschieden entgegentreten zu können.

Die Geschichte von Eckhard und Isabell ist letztlich eine Geschichte über einen selbstbestimmten Abschied – eine, die tief berührt und betroffen macht. Dennoch habe ich mich bewusst entschieden, sie hier zu erzählen, weil sie für mich weit mehr ist als das. Ich hoffe von Herzen, dass Eckhard bei Ihnen nicht nur ein beklemmendes Gefühl hinterlässt, sondern auch eine tiefere Botschaft von Lebensmut und Authentizität vermittelt. Eckhard stellte sich seiner Erkrankung mit Lebensmut und Lebensfreude – bis zu der selbst gewählten Grenze, die er für sich zog. Sein Leben war bis dahin erfüllt von all den Dingen, die ihn glücklich machten.

Als ich Isabell kennenlernte, war Eckhards letzter Weg nur einen gefühlten Wimpernschlag her und sie kontaktierte mich, um zu erfahren, wie sie die FTD-Forschung unterstützen könne. Sie trägt ihren Lebensmut nun hinaus in die Welt, so wie all die großartigen Menschen, die wir auf dem Kongress der Deutschen Alzheimer Gesellschaft getroffen haben. Ich bin überzeugt, dass sie damit vielen helfen wird, vielleicht doch eine andere Entscheidung zu treffen als Eckhard – eine Entscheidung für das Leben.

Äußert eine Ihnen nahestehende Person Suizidgedanken oder befinden Sie sich selbst in einer schwierigen Situation? Bitte bleiben Sie mit diesen Gefühlen nicht allein. Wenden Sie sich an vertraute Personen oder professionelle Hilfsangebote. Unterstützung und Hilfe finden Sie zum Beispiel hier:

- Bundesweite Telefonseelsorge: Tag und Nacht erreichbar unter 0800–111 0 111 oder 0800–111 0 222 und online unter *www.telefonseelsorge.de*
- Deutsche Gesellschaft für Suizidprävention, Information und Anlaufstellen unter *www.suizidprophylaxe.de*

Deine Welt in meiner Welt – Begegnungen auf einer Demenzstation

Gertrud, eine 85-jährige, zarte, fast zerbrechlich wirkende Dame, steht vor mir und streichelt liebevoll eine alte Babypuppe, die sie mir gerade als ihre Tochter Elisabeth vorgestellt hat. Ihre Augen strahlen wie die einer frischgebackenen Mutter und die Liebe und Hingabe, die sie diesem Spielzeug entgegenbringt, das sie für ihr Kind hält, hauen mich um. Ich muss mich in den Arm kneifen, um nicht loszuheulen, so sehr berührt mich diese Situation. Ich verabschiede mich rasch von ihr, indem ich ihr kurz über den Rücken streichele, und eile hastig in einen anderen Raum der Demenzstation dieser Pflegeeinrichtung, um einen Moment für mich allein zu sein.

Ich wurde eingeladen, die Station zu besichtigen, und kenne viele Orte wie diesen. Dennoch kann ich meine Tränen nicht mehr zurückhalten, denn an solchen Orten wird man innerhalb von Sekunden mit den essenziellsten Fragen des Menschseins konfrontiert. Ich verstehe, warum es vielen nicht leichtfällt, ihre Angehörigen hier zu besuchen, und doch ist es für mich unendlich schwer, das zu akzeptieren. Ich sehe Gertrud durch die halb offene Tür ein wenig verloren im Gang stehen. Ich hätte nicht gleich davonlaufen sollen. Meine Gefühle dürfen genauso sein wie ihre, ich verlasse den Raum wieder und streiche ihr noch mal sanft über den Rücken. Ich wünschte, die Menschen könnten die Bewohnerinnen und Bewohner durch meine Augen sehen – könnten den Schmerz über deren Anderssein und den schleichenden Verlust ihres früheren Lebens zulassen und gleichzeitig Nähe und Zuneigung Raum geben. Genau diese Verbundenheit ist es, die diese Menschen so dringend brauchen. Und in diesem Moment spüre ich das mit voller Intensität.

Ich wünsche Gertrud und ihrer Tochter einen schönen Nachmittag und gehe den Flur entlang. Links und rechts von mir zeugen Türschilder mit Namen von den Menschen, die in diesen Zimmern wohnen. Es ist friedlich hier. Kein Fernseher dröhnt aus den Räumen, keine Gesprächsfetzen hallen durch die Gänge, nur aus der Ferne hört man leise das Klappern von Geschirr. Man kann sich hier unwohl fühlen – oder man lässt sich auf diese besondere Atmosphäre ein und erlaubt sich, sie auf sich wirken zu lassen.

Am Ende des Flurs gelange ich in einen Wohnbereich mit langen Tischen, gemütlichen Sitzecken und einer geräumigen Küche. Überall sitzen Menschen: Einige dösen zusammengesunken auf ihren Stühlen, andere trinken Tee. Ich rufe ein freundliches »Grüß Gott« in die Runde und lächle erwartungsvoll. Zunächst nimmt niemand Notiz von mir und ich schäme mich fast ein bisschen für mein vielleicht etwas plumpes Auftreten, aber ich merke schnell, dass hier andere Regeln gelten als außerhalb dieses geschützten Raumes. All das, was wir im Laufe unseres Lebens lernen – was sich gehört und was nicht, wie man auf Menschen zugeht, welchen Abstand man zu Fremden hält, welche sozialen Konventionen in welchen Situationen zu wahren sind – all das verliert an solchen Orten irgendwie seine Bedeutung. Die Menschen hier tun, was sie können, und lassen, was sie nicht mehr vermögen. Wenn sie schlafen wollen, schlafen sie. Wenn sie gehen wollen, gehen sie. Wenn sie nicht mit dir reden wollen, schweigen sie. Wenn sie traurig sind, weinen sie. Und wenn sie wütend sind, sind sie eben wütend.

Menschen mit Demenz mögen durch ihre Erkrankung nach und nach die Fähigkeit verlieren, Bedürfnisse klar zu formulieren, Konflikte auszudiskutieren oder ihre eigene Situation zu reflektieren. Aber das Herz? Das Herz wird nicht dement. Hier weiß jeder zu jedem Zeitpunkt, woran er ist. Das kann man befremdlich finden, oder aber man kann es genießen. Ich entschied mich vor langer Zeit für Letzteres und versuche es nun in diesem Moment noch mal mit einer Charme-Offensive.

Ich spreche eine Dame mit schlohweißem Haar an, sie strahlt mich an und beginnt, mir in einem für mich Schwäbin entzückend klingenden, astreinen Hochdeutsch von ihrer Arbeit zu erzählen. Natürlich stellt sie sich nicht vor, sie beginnt ein Gespräch, als hätten wir hier schon oft gesessen, und berichtet mir von ihrer Tätigkeit als Deutschlehrerin. Sie unterrichte Geflüchtete, sagt sie, das mache ihr nach wie vor großen Spaß. Ich überlege kurz, ob ich ihr glauben könnte, denn sie ist ziemlich überzeugend, und verwerfe den Gedanken dann doch, weil sie hier auf einer beschützten Demenzstation lebt. Ich schmunzle und lasse mich darauf ein, stelle ein paar interessierte Fragen und höre ihr gespannt zu, wie sie plötzlich gedanklich zu ihrer Kindheit in der Heide wechselt und mir mit leuchtenden Augen berichtet, wie gern sie als Kind in die Dünen gesprungen sei. Ich freue mich mit ihr über diese Erinnerung, auch beim fünften oder sechsten Erzählen, sie hört nicht mehr auf. Sie berichtet stets so, als hätte sie gerade zum ersten Mal nach Jahren wieder daran gedacht, ihre Freude ist ständig neu, unverbraucht und frisch, es steckt mich an und es ermüdet mich nicht, ich tauche mit ihr ein in ihre Endlosschleife aus Kindheitserinnerungen. Ich bin fast wie im Rausch, hier gibt es keine lineare Zeit mehr, hier gibt es nur den Moment, diesen unverfälschten, echten Moment. Ich sauge alles in mich auf, ich bin völlig eins mit dieser zahnlosen, zauberhaften Frau oder ihrem inneren Kind. Ich nehme es an die Hand, springe mit ihm in die Dünen und dann trinken wir den roten, lauwarmen Früchtetee der netten Betreuerin, die summend in der Küche werkelt. Anne heißt sie, die Dame, mit der ich gerade spreche. Später werde ich erfahren, dass sie gar keine Deutschlehrerin war. Sie hat das einfach erfunden! Ich muss immer noch lachen, während ich diese Zeilen schreibe.

Anne widmet sich wieder den Kreuzworträtseln, die sie in ihrem Rollator bei sich hat, und ich mache mich auf, um Peter zu besuchen. Peter wohnt ein Stück den Flur hinunter – zurück aus dem Wohnbereich, vorbei am Aufzug, den die Bewohner:innen nicht nutzen können, da er mit einem Code gesichert ist. Er spricht mit russischem Akzent und tiefer Stimme und begrüßt mich mit einem charmanten Lächeln an seiner Tür am Ende des Korridors. Peters Demenz ist weniger sichtbar als die von Anne, und wie bei ihr ist sie völlig bedeutungslos, wenn man ihm auf Augenhöhe begegnet. 24 Jahre alt sei er, sagt er und lacht spitzbübisch – er hat mich damit sofort. Dann berichtigt er sich, er sei 84, und um noch mal zu heiraten, sei das doch reichlich zu spät. Er sei auch so zufrieden, trinke ab und zu gern ein »Schnäpschen«, wie er sagt, und verbringe Zeit mit seinem Schwager. Genügsam wirkt er, wie er da auf seinem Bett sitzt und versonnen aus dem Fenster blickt. Die Welt wird klein, wenn man an Demenz erkrankt und in solch einem Haus lebt, und man kann es sich kaum vorstellen, wenn man dies alles von außen betrachtet.

Viele Menschen schließen ein Leben in einem Pflegeheim komplett für sich aus, wenn sie gesund sind. Ich bin mir sicher, auch viele der hiesigen Bewohnerinnen und Bewohner hätten einen solchen Ort nicht wählen wollen, hätten sie die Möglichkeit gehabt. Dennoch herrscht hier kein Klima des Unwohlseins. Ab und zu höre ich während meines Besuchs bei Peter eine Dame auf dem Gang jammern und den Ausgang suchen, ist sie vielleicht doch so unglücklich über ihren Aufenthalt, wie wir Gesunde es diesen Menschen zuschreiben wollen?

Ich entschuldige mich kurz bei Peter und gehe auf die Frau zu, sie ist untröstlich und weint und sie tut mir unendlich leid in diesem Moment. Ich lasse sie erzählen und merke, dass es in ihrer Trauer nicht darum geht, dass sie sich hier eingesperrt fühlt. Man wird an einem solchen Ort auch tatsächlich nicht eingesperrt, man wird eher beschützt. Diese Frau sucht nicht den Ausgang, sie sucht ihre Mama, fühlt sich von dieser verlassen, sie sei doch eben noch da gewesen und wo könne sie denn jetzt nur sein? Die Dame ist vielleicht Mitte 70, aber in diesem Moment steht ein kleines Kind vor mir, das von tiefen Verlustängsten durchgeschüttelt wird. Ich fühle mich ihr nah, verstehe ihren Schmerz gut. Ich setze mich mit ihr auf eine Bank, halte sie fest und wiege uns beide ganz sacht hin und her. Wir kennen uns nicht, aber das ist auch nicht so wichtig. Ich spüre, dass diese Frau nach ihrer Mama ruft, aber einfach nur Geborgenheit braucht. Für einen kurzen Moment wird sie ruhig, dann lasse ich sie los und sie geht weiter. In ein paar Minuten wird sie wieder nach ihrer Mutter rufen und ich werde nicht da sein, um sie zu halten. Ich hoffe sehr, dass sich dann jemand anderes mit ihr auf eine Bank setzen wird.

Peter hat sein Zimmer verlassen und schlendert gemächlich Richtung Wohnbereich. Er nickt mir kurz zu, als er an mir vorbeigeht, beachtet mich aber sonst kaum. Unser Gespräch ist für ihn nicht nur ein paar Minuten her wie für mich, es ist entkoppelt von Zeit und Kontext, löst sich in seinem Kopf schon wieder auf und wird im besten Fall zu einer unbestimmten Ahnung, mich schon einmal getroffen zu haben. In ein paar Wochen werde ich ihn wieder besuchen. Er wird mich begrüßen, als habe er mich noch nie zuvor gesehen.

Ich mache mich nun ebenfalls auf, um einen anderen Teil der Demenzstation zu besuchen. In einer Nische entdecke ich etwas, das fremd in dieser Umgebung wirkt, man muss zweimal hinsehen, um sich sicher zu sein: Da ist ein kleines Zugabteil mit mehreren Sitzreihen und einem Fenster, durch das man die vorbeiziehende Landschaft beobachten kann. Jede Reihe besteht aus zwei gepolsterten Sitzen, die durch Armlehnen voneinander getrennt sind. Ein Tisch in der Mitte teilt die Vierer-Sitzgruppe und bietet Platz, um Getränke, Snacks oder andere Gegenstände abzustellen. Das Fenster, das ich sehe, ist natürlich keins. Es ist ein Bildschirm und die vorbeiziehende Landschaft ein Video (eines Angehörigen). Ich trete einen Schritt zurück und betrachte die Szenerie.

Als meine Oma an Demenz erkrankt war, lebte sie in einem Heim, in dessen Garten eine Bushaltestelle stand. Mitten im Nirgendwo, ohne Anschluss an eine Straße, umgeben von Blumenbeeten und Rasenflächen. Ich erinnere mich, dass ich damals mit ein paar Leuten darüber gesprochen hatte, die diesen Ort auch kannten. Der Tenor war einstimmig: Dass es furchtbar sei, den Bewohnerinnen und Bewohnern von Pflegeheimen vorzugaukeln, sie könnten auf den Bus warten und nach Hause fahren. Dass dies würdelos und schäbig sei. Jetzt, viele Jahre später, kann ich an mein Gefühl von damals nicht anknüpfen. Im Gegenteil, ich finde die Bushaltestelle ebenso wie das Zugabteil grandios, ich setze mich jetzt in Letzteres selbst hinein, Gertrud und ihre Puppe sind auch schon da, und wir träumen uns nach Hause – sie zu sich und ich zu mir. Und beide sind wir abgeholt. Eine Sehnsucht findet Erfüllung, ein innerer Drang wird gestillt.

Wenn Menschen mit Demenz unruhig werden und glauben, dringend irgendwohin zu müssen, liegt dies selten an einem realen, rationalen Termindruck. Häufig handelt es sich um eine Erinnerung oder ein damit verbundenes Gefühl, das sie übermannt und dem sie aufgrund der demenzbedingten Hirnschädigung hilflos ausgeliefert sind. Menschen mit Demenz verlieren die Fähigkeit, Situationen ganzheitlich zu erfassen und korrekt einzuschätzen. Sie sind nicht mehr in der Lage, aufkommende Gefühle zu reflektieren, einzuordnen oder zu regulieren, und können sich selbst nicht beruhigen. Es ist gut gemeint, aber wenig hilfreich, ihnen in solch einer Situation sachlich erklären zu wollen, dass sie jetzt nicht zur Arbeit müssten oder nicht zum Haus ihrer Kindheit fahren könnten, denn die Erkrankung nimmt den Betroffenen die Möglichkeit, solche Aussagen zu verstehen. Sie fühlen, was sie fühlen. Nur dem können sie nachgehen. Ein Zugabteil oder eine Bushaltestelle wird in diesem Kontext kein würdeloses Schauspiel, sondern ein Ausdruck des Respekts vor der wahrgenommenen Realität von Menschen mit Demenz.

Mit diesen Gedanken bleibe ich noch ein wenig sitzen. Es rührt mich, dass ein Angehöriger sich die Mühe gemacht hat, für seine Mutter einen Film mit Landschaftsaufnahmen zu drehen, der nun auf dem Bildschirm im Zugabteil abgespielt wird. Gertrud ist inzwischen wieder weg, ihre Puppe sitzt noch hier. Wir fahren noch ein bisschen, bevor ich die netten Kolleginnen im Stationszimmer bitte, mir den Aufzug zu öffnen, sodass ich nach unten ins Erdgeschoss fahren kann. Ich verlasse die Einrichtung mit einem Lächeln und fühle mich doch auch erschöpft. Niemand hat jemals behauptet, dass es leicht ist. Und doch war es – auf seine ganz eigene Weise – auch schön.

WISSEN KOMPAKT:
Erkenntnisse für den Alltag mit Demenz

Viele Bewohnerinnen und Bewohner mit weit fortgeschrittener Demenz in stationären Pflegeeinrichtungen, die ich in meiner Tätigkeit als Psychologin oder Beratende aufsuche, können, wie mir die Pflegedienstleitungen berichten, nur selten, manchmal so gut wie nie, Zeit mit ihren Angehörigen verbringen. Ich denke häufig darüber nach, warum das so ist. Ich stelle mir vor, dass die Kinder, Enkel oder andere nahestehende Personen nicht in der Nähe leben und es wohl etwas Planung und ein günstiges Zeitfenster benötigt, um das erkrankte Familienmitglied zu besuchen. Dass es oft auch einfach das Leben an sich ist, das dazwischenkommt, denn der stressige (Berufs)Alltag fordert seinen Tribut, man ist vielleicht einfach zu erschöpft. Die Menschen sind sicher froh, wenn sie es an den Wochenenden schaffen, sich um ihre Wohnungen oder ihre Gärten zu kümmern, den Wocheneinkauf zu erledigen, die Kinder oder Enkel zu betreuen. Irgendwas ist immer.

Ich habe jedoch das Gefühl, dass oft noch mehr dahintersteckt. Es sind die tief verwurzelten Glaubenssätze über Demenzerkrankungen, die uns fernbleiben lassen, und die Vorstellung, was die Krankheit aus den Menschen macht. Dazu kommt der Schmerz darüber, wie sich die erkrankte Person verändert. Nicht jeder kann ihn ertragen. Und dann ist da noch dieser ganz spezifische Ort. Schon beim Überschreiten der Schwelle in dieses Paralleluniversum Pflegeheim kann sich unter Umständen ein Unbehagen in uns ausbreiten. Ist es möglich, all das zu verändern?

Stationäre Pflegeeinrichtungen haben einen schweren Stand, in der westlichen Welt gehören Autonomie und Selbstbestimmung zu den wichtigsten Leitbegriffen unserer modernen Lebens- und Wertevorstellung. So konfrontiert uns der Gedanke, unser Zuhause aufgeben und uns in die Fürsorge anderer begeben zu müssen, mit tiefen Ängsten. Es scheint für uns kaum denkbar, dass Menschen dort eine neue Heimat finden können, es auch gewinnbringend und schön sein kann, in Gemeinschaft und betreut zu leben. Medienberichte über schlechte Zustände in einigen Heimen tun ihr Übriges. Das eigene Bild über solche Institutionen kann meiner Meinung nach nur verbessert werden, wenn wir positive Erfahrungen mit ihnen machen. Dass dies möglich ist, habe ich schon unzählige Male erfahren dürfen. Es gibt sie, die guten Heime, in denen man sich um die Bewohner:innen liebevoll bemüht. Und es gibt tatsächlich mehr Menschen, als wir denken, die sich in einer solchen Gemeinschaft wirklich wohlfühlen. Die froh sind, sich nicht mehr um alles selbst kümmern zu müssen. Die von der professionellen Betreuung gut geschulter Pflegekräfte und Alltagsbegleiter:innen profitieren.

Aber kein noch so gutes Pflegeheim kann einem den Schmerz nehmen, den man empfindet, wenn man zunehmend und sehenden Auges eine nahestehende Person verliert. Menschen, die eine:n schwer kranke:n Patient:in begleiten, erleben eine Art vorweggenommene Trauer. Eine Trauer, die lange schon da ist, bevor die betreffende Person verstorben ist. Ich habe Menschen gesehen, die an dem demenzbedingten Verlust ihrer Partnerschaft fast zerbrochen sind. Ich habe jedoch auch Menschen kennengelernt, die an dieser Erfahrung gewachsen sind und es geschafft haben, ihre Partner:innen zu begleiten, ohne von der neuen Rolle, die sie in der Beziehung übernehmen mussten, überwältigt zu werden. Ich habe mir lange die Frage gestellt, was diese Menschen von anderen unterscheidet. Ich bin mir sicher, dass auch diese Menschen trauern und Momente der Verzweiflung erleben. Aber sie schaffen es, im Blick zu behalten, dass das Wesen des Menschseins durch eine Demenzerkrankung nicht berührt wird.

Diese Erkenntnis traf mich wie ein Blitz, als mir Gertrud mit ihrer Babypuppe begegnete. Ja, man könnte diese Frau bemitleiden, wie sie dastand und ein Kunststoffspielzeug für ihr Kind hielt. Wie oft habe ich Angehörige von solchen Situationen berichten hören und in ihre schockierten Gesichter gesehen, als sie mir sagten, ihr Familienmitglied sei »ja völlig dement«. Es fühlte sich immer wie eine Art Rechtfertigung an, nicht mehr ins Heim gehen zu müssen, um Oma, Opa oder wen auch immer zu besuchen. Wenn jemand »völlig dement« ist, scheint man die Absolution zu haben, fernzubleiben. Schließlich, so die Annahme, bekommen »die Dementen« ja eh nichts mehr mit. Oder?

Ich spüre, dass Veränderung genau hier ansetzen muss. Wir brauchen einen gesamtgesellschaftlichen Perspektivwechsel, der uns ermöglicht, auch Menschen mit fortgeschritteneren Demenzerkrankungen als Mitglieder unserer Lebensrealität zu begreifen und ihnen die Würde und den Respekt entgegenzubringen, den jeder von uns grundsätzlich verdient hat. Mensch bleibt Mensch. Wir müssen endlich aufhören, den Wert einer Person an ihrer geistigen Leistungsfähigkeit zu bemessen.

Man kann Gertrud mit ihrer Babypuppe natürlich als »völlig dement« abstempeln, was eine einfache Kategorie darstellt, die es vermeintlich erlaubt, sich ohne schlechtes Gewissen von ihr abzuwenden. Wie oft habe ich das erlebt. Aber was wäre, wenn wir versuchen, einen anderen Blickwinkel auf diese Frau zu wagen? Vielleicht sehen wir dann mehr als nur die Krankheit, vielleicht erkennen wir die Person, die sie einmal war und trotz allem immer noch ist. Ich erlebe immer wieder, dass sich Menschen mit Demenz an einer bestimmten Sache, einem Lebensbereich oder einer Erinnerung, besonders festzuhalten scheinen. Es handelt sich stets um etwas, was für diese Person prägend war – ob von außen nachvollziehbar oder nicht. Bei Gertrud waren es das Muttersein und die Sorge um ein Kind, was für ihr Leben von besonderer Bedeutung gewesen sein muss. Diese Rolle war so tief in ihrem Gehirn verankert, dass selbst die Demenz daran nichts ändern konnte. Sie mit ihrer Puppe zu beobachten, erlaubte mir einen Blick tief in ihre Lebensgeschichte. Dabei fühlt es sich für mich an, als ob bei Demenzpatienten das Menschsein auf seine Essenz destilliert ist. Betroffene verlieren vielleicht die Fähigkeit, erlernte und anerzogene soziale und gesellschaftliche Normen einzuhalten, aber dafür gewinnen sie häufig die Freiheit bedingungsloser Authentizität.

Dies ist nicht immer unproblematisch: Wenn zum Beispiel impulsive Verhaltensweisen ohne »sozialen Filter«, der uns ausweist, was richtig, falsch oder gesellschaftlich akzeptiert ist, zu großen Herausforderungen im Umgang mit den Patient:innen führen. Oder alte Traumata aufbrechen, ohne dass die Erkrankten die Möglichkeit haben, sie zu kontrollieren. Es bedarf einer empathischen, verständnisvollen Begleitung und eines tiefen Verständnisses für die Betroffenen, um sich hier als betreuende Person richtig verhalten zu können. In jedem Fall ist diese Authentizität eine Chance, sie zu verstehen und wertschätzend zu begleiten.

In der Begegnung mit Gertrud erfüllte mich ein großer Respekt vor dieser Frau. Ich weiß nicht, wie ihr Leben früher aussah, aber ich sah, dass das Muttersein für sie sehr wichtig gewesen sein muss. Es ist, als würde ich durch ein Schlüsselloch auf ihre Lebensleistung blicken. Ich beobachtete sie und freute mich über den liebevollen Umgang mit ihrer Puppe. Dabei spürte ich augenblicklich, wie sich meine Freude auf sie übertrug und sie wirkte stolz und glücklich. Das ist meiner Meinung nach der größte Dienst, den wir diesen Menschen erweisen können: sie ernst zu nehmen und ihre Lebenswelt anzuerkennen. Am Ende des Tages geht es darum, Menschen mit Demenz, die durch ihre fortschreitenden geistigen Beeinträchtigungen die Welt immer weniger verstehen und oft als bedrohlich empfinden, einen sicheren Raum zu bieten, in dem sie sich geborgen fühlen können. Dieser sichere Raum bildet die Grundlage für ihr Wohlbefinden.

Erkrankungen wie die Alzheimer-Demenz gehen mit einem fortschreitenden Nervenzellsterben im Gehirn einher, über die Jahre breiten sich die krankheitsbedingten Prozesse wie ein Lauffeuer auf immer größere Bereiche dieses Organs aus. Die Betroffenen verlieren immer mehr Ressourcen. Unser Gehirn steuert unsere Fähigkeit zu denken, zu lernen, zu erinnern und zu entscheiden. Es koordiniert unsere Muskelbewegungen, reguliert Gefühle und emotionale Reaktionen, verarbeitet Sinneseindrücke wie Sehen, Hören, Riechen und Tasten und bewirkt selbst die grundlegendsten Körperfunktionen wie Atmung, Herzschlag und Verdauung. In einem frühen Stadium der Erkrankung betreffen die Veränderungen erst einmal nur unsere komplexesten geistigen Fertigkeiten. Wenn Patient:innen noch berufstätig sind, tauchen hier dann meist die ersten kleinen Auffälligkeiten auf; es passieren Fehler. Im Verlauf, und wenn das Nervenzellsterben weiter fortgeschritten ist, werden irgendwann selbst ganz einfache Alltagstätigkeiten beschwerlich. Welche Schritte sind zuerst erforderlich, um ein T-Shirt anzuziehen? Soll zuerst der Kopf oder die Arme durch die Öffnung gesteckt werden? Und welche Öffnung gehört zu welchem Körperteil?

Mit dem fortschreitenden Nervenzellverlust werden immer mehr Kommunikationswege innerhalb der und zwischen den Hirnregionen gestört und abgeschnitten. Dann können nicht nur geistige Ressourcen, sondern auch die Regulation von Gefühlen oder die Wahrnehmung der Patient:innen betroffen sein. Koordinative Fähigkeiten und der Bewegungsapparat im Allgemeinen sind ebenfalls häufig beeinträchtigt, was mitunter zu einem unsicheren Gang und Stürzen führen kann. Die Erkrankung scheint also irgendwann alle Teilbereiche dessen zu betreffen, was einst das Wesen und die Lebensführung einer Person ausmachte. Manche können den Menschen, der ihr erkrankter Verwandter einmal war, kaum noch wiedererkennen.

Es bedarf großer mentaler Stärke, die Sehnsucht nach dem, was vor der Erkrankung war, anzunehmen, ohne an ihr zu verzweifeln. Es bedarf vielleicht noch größerer mentaler Stärke, in der Veränderung weiterhin das Vertraute zu entdecken und gleichzeitig den Mut und die Zuversicht aufzubringen, einen Menschen in seiner Erkrankung neu kennenzulernen. Ich bin der festen Überzeugung, dass wir das schaffen können. Alles, was wir dafür brauchen, ist Wissen über das Ausmaß und die Grenzen demenzieller Entwicklungen. Und wir brauchen Vorbilder, von denen wir lernen können.

So ein Vorbild kann die sogenannte Validation nach Naomi Feil sein. Sie beschreibt eine 1963 erstmals veröffentlichte Kommunikationsmethode, die den Umgang mit Menschen mit Demenz auf Augenhöhe hebt. Ich habe lange nichts von diesem Konzept gewusst, begann meine Arbeit zum Thema Demenz in einem rein naturwissenschaftlichen Kontext. Datenerhebung und Statistik. Biomarker und Krankheitsgrundlagen. Die Begegnung mit Betroffenen und ihren Angehörigen war in meiner Zeit als Doktorandin an Forschungsfragen gekoppelt, ich habe sie zu Studienvisiten gesehen und Untersuchungen durchgeführt, die wir danach wissenschaftlich auswerteten. Erst mit der Zeit spürte ich, dass es die Menschen waren, die mich am meisten bewegten, nicht die Daten, die sie mir generierten. Ich begann, sie genauer zu beobachten, versuchte zu erspüren, wie ich sie erreichen konnte. Über Jahre wusste ich eigentlich nicht, ob ich damit richtig lag, ich wagte nicht, mit anderen darüber zu sprechen, um mir vor Pflegefachkräften und anderen Kolleginnen und Kollegen nicht die Blöße zu geben. Ich hatte Sorge, ihre Achtung zu verlieren, wollte nicht nachfragen und hörte nur zu.

Irgendwann stolperte ich über den Begriff der Validation. Ich war wie elektrisiert – dieses Konzept war genau das, wonach ich so lange gesucht hatte, ohne die richtigen Worte dafür zu finden.

Mir fiel ein riesengroßer Stein vom Herzen: Das, was ich fühlte, war kein Hirngespinst. Es war ein anerkannter Weg, Menschen mit kognitiven Beeinträchtigungen in ihrer Welt abzuholen. Ich war nicht verrückt. Unzählige Menschen wussten wie ich und – wenn ich ehrlich bin – so viel besser als ich, wie ein sensibler Umgang mit ihnen aussehen kann. Ich war glücklich und erleichtert. Die Validation beschreibt einen wertschätzenden Umgang mit Menschen mit Demenz, indem wir auf sie eingehen, auch wenn ihre Verhaltensweisen oder Äußerungen für uns seltsam erscheinen. Würde und Respekt sind zentrale Elemente, um den Betroffenen ihr Selbstwertgefühl zurückzugeben und ihnen zu zeigen, dass sie gesehen und angenommen werden.

Naomi Feil war eine deutschamerikanische Sozialwissenschaftlerin und galt mit der von ihr entwickelten Kommunikationsmethode der Validation als Pionierin eines von Wertschätzung geprägten Umgangs mit älteren und verwirrten Menschen. Diese Methode beinhaltet, das Erleben und die Gefühle von Personen mit Demenzerkrankungen zu respektieren und sich in ihre Realität einzufühlen, ohne zu urteilen oder zu korrigieren. Wir lernen, ihre Perspektive einzunehmen und ihnen mit einer positiven Grundhaltung begegnen zu können. Die Hauptziele sind, den Menschen ein Gefühl von Sicherheit zu vermitteln, Stress und Anspannung zu reduzieren, ein Gefühl von Akzeptiertsein zu geben, Geborgenheit und Zugehörigkeit spüren zu lassen, die personale Identität und Würde zu stützen sowie die Kontakt- und Beziehungsqualität zu verbessern. Die Effekte eines solchen Umgangs können die verbale und nonverbale Kommunikation der Betroffenen verbessern, soziale Kontakte fördern, das Selbstwertgefühl steigern und unkontrollierte, quälende Gefühlsausbrüche reduzieren.

Dieser Ansatz war bahnbrechend, denn lange herrschte in der Pflege alter, kranker Menschen ein therapeutischer Nihilismus vor:

Die Begleitung von Menschen mit Demenz in stationären Pflegeeinrichtungen wurde viel zu häufig auf das Prinzip »satt und sauber« reduziert. In herausfordernden Situationen sedierte man sie – verabreichte ihnen Medikamente, die sie beruhigen und dämpfen sollten.

Und ja, ich bin mir bewusst, dass dies in einigen Fällen auch heute noch Praxis ist. Ich wünschte, Angehörige von Menschen mit Demenz müssten solche Erfahrungen nicht mehr machen.

Naomi Feil ging davon aus, dass alte, desorientierte Menschen danach streben, unerledigte Aufgaben ihres Lebens aufzuarbeiten.[43] Solche Annahmen sind schwer zu belegen und erinnern an psychoanalytische Konzepte Sigmund Freuds, die kaum empirisch fundiert sind. Ich habe selbst immer wieder psychodynamische Erklärungen für die emotionale Not von Menschen mit Demenz gesucht und sie auch immer wieder gefunden. Wenn beispielsweise meine Oma weinend durchs Pflegeheim tigerte, weil ihr alles zu viel war, spürte ich ihre »alten« Gefühle der Überforderung als junge Arbeiterin in einem Allgäuer Kinderheim.

Unverarbeitete Erfahrungen, vielleicht sogar Traumata, brechen sich durch die schwindenden geistigen Kräfte Bahn und quälen die Erkrankten mit voller Wucht und ohne Möglichkeit, ihnen Herr zu werden. Dennoch sind solche monokausalen Zusammenhänge zwischen momentaner Verzweiflung und vergangenen ungelösten Konflikten zu einfach. Naomi Feil sah Demenzen gar als »psychologisches Problem« und reine Folge ungelöster Konflikte und nicht als Folge hirnorganischer Schäden. Dass dies nicht haltbar ist, ist deutlich. Dennoch sind Naomi Feils Ansätze zum wertschätzenden Umgang mit Menschen mit Demenz von unendlich großem Wert für alle, die mit ihnen arbeiten. Als Wissenschaftlerin fehlen mir die klar belegbaren Studienergebnisse, welche die Wirksamkeit und langfristigen Effekte der Validation aufzeigen, doch als Mensch weiß ich, dass ihre Kommunikationsmethode mir hilft, den Betroffenen auf Augenhöhe zu begegnen.

Die deutsche Psychogerontologin Nicole Richard entwickelte die Methode der Validation in den 1990er-Jahren weiter, passte sie an wissenschaftliche Erkenntnisse und praktische Bedürfnisse an. Die Integrative Validation (IVA)[44] nach Richard beinhaltet nicht die Annahme, dass Menschen mit Demenz noch in der Lage sind, Lebenskrisen zu bewältigen, die Vergangenheit spielt hier eine untergeordnete Rolle. Sie setzt stärker auf die Integration der Gegenwart in die Kommunikation. Sie versucht, die Person im Hier und Jetzt abzuholen und ihren emotionalen Zustand mit aktuellen Bezügen zu stärken.

Ein zentraler Unterschied zwischen der klassischen und der integrativen Validation ist der Fokus auf die Förderung von Restfähigkeiten. Richard betont, dass Menschen mit Demenz trotz ihrer kognitiven Defizite in der Lage sind, auf einfache, positive Reize zu reagieren und vorhandene Fähigkeiten zu nutzen. Ihre Methode zielt darauf ab, diese Fähigkeiten zu aktivieren und so das Selbstwertgefühl und die Lebensqualität der Betroffenen zu stärken. Ich erkläre ihre Bestandteile anhand einiger Beispiele.

- Verbalisierung von Gefühlen: Gefühle wie Angst, Unsicherheit oder Freude werden benannt und dadurch anerkannt. Beispiel: Herr M., ein älterer Herr mit Alzheimer-Demenz, schaut immer wieder aus dem Fenster, wirkt unsicher und ängstlich und fragt ständig: »Wann kommt meine Frau?« Antwort: »Sie warten auf jemanden, der Ihnen sehr wichtig ist, nicht wahr?«
- Aktuelle Reize nutzen: Reale Bezüge zur Umgebung oder Situation werden hergestellt, um Orientierung und Sicherheit zu schaffen. Im Beispiel des Herrn M. könnte dies bedeuten: »Schauen Sie mal, draußen scheint die Sonne – wir könnten in der Zwischenzeit zusammen einen Spaziergang machen.«
- Einfachheit und Klarheit: Die Kommunikation wird angepasst, indem kurze, verständliche Sätze verwendet werden, die

Überforderung verhindern. Dies hilft zum Beispiel in Situationen, die die Zusammenarbeit mit der betreffenden Person stärken, zum Beispiel dem Anziehen. »Ich helfe Ihnen mit dem Hemd. Heben Sie bitte Ihren Arm.«

- Positive Verstärkung: Erfolge werden wertschätzend kommentiert, um das Selbstwertgefühl zu fördern. Beispiel: Eine Dame faltet Wäsche. Lobender Kommentar: »Das haben Sie wunderbar gemacht, Sie haben ein Auge fürs Detail! Die Wäsche sieht toll aus.«
- Echte, offene Fragen stellen: Die Betroffenen werden aktiv eingebunden, indem Fragen gestellt werden, die ihre Vorlieben und Bedürfnisse betreffen. »Worauf haben Sie heute Lust? Wollen wir vielleicht raus in die Sonne gehen?«
- Nonverbale Kommunikation einbeziehen: Mimik, Gestik und Körperhaltung werden bewusst eingesetzt, um Verständnis und Sicherheit zu vermitteln.
- Biografische Bezüge aktivieren: Vertraute Themen oder Erlebnisse werden aufgegriffen, um Erinnerungen und positive Emotionen hervorzurufen. Gehen Sie hierfür zum Beispiel auf den Beruf der Person ein. War jemand Bäcker, könnten Sie fragen: »Das war sicher eine tolle Arbeit. Sie haben bestimmt noch den Duft von frischem Brot in der Nase, oder?«

Eine besonders herausfordernde Situation für Angehörige von Menschen mit Demenz entsteht, wenn diese nach verstorbenen Angehörigen fragen. Dies geschieht häufig, weil sie zunehmend die Fähigkeit verlieren, Ereignisse zeitlich einzuordnen, zwischen Vergangenheit und Gegenwart zu unterscheiden, oder weil sie bestimmte Erinnerungen in die aktuelle Realität einbinden. Es drückt oft ein tiefes Bedürfnis nach Geborgenheit und Sicherheit aus – Gefühle, die die Personen vielleicht mit den ersehnten Angehörigen und ihrer Beziehung zu diesen verbinden. Solche Situationen können für pflegende Angehörige emotional sehr belastend sein, da sie zwischen dem Bedürfnis nach Ehrlichkeit und dem Wunsch, den erkrankten Menschen nicht zu verunsichern oder zu verletzen, hin- und hergerissen sind.

In solchen Fällen ist es hilfreich, die Perspektive der Betroffenen einzunehmen und weniger auf der objektiven Realität zu beharren, sondern die Gefühle hinter der Frage zu erkennen und darauf einzugehen. Sie mit der Realität zu konfrontieren, würde sie womöglich wieder und wieder traurig machen. Etwas, das sie nur schwer bewältigen können, denn es fehlen ihnen die kognitiven Ressourcen, um diese Gefühle zu verarbeiten und zu regulieren. Statt Trost zu finden, erleben sie den Verlust jedes Mal aufs Neue, was zusätzlich zu Verzweiflung und Unsicherheit führen kann. Wenn wir jedoch liebevoll und einfühlsam »mitgehen« in die Realität, vermitteln wir ihnen Geborgenheit und das Gefühl, ernst genommen zu werden. Diese Form des Umgangs zielt darauf ab, ihre emotionale Not zu lindern und ihnen Sicherheit zu geben, anstatt sie mit einer Wahrheit zu konfrontieren, mit der sie nicht zurechtkommen. Der Ansatz der Integrativen Validation (IVA) kann hier besonders hilfreich sein. Sie vermeidet auch Konfrontation, da eine direkte Aufklärung, wie etwa »deine Mutter ist doch schon lange tot«, zu Verzweiflung, Trauer und Frustration führen kann. Stattdessen respektiert sie die emotionale Realität des Betroffenen. Folgende Schritte nach IVA können Ihnen helfen:

1. Gefühle hinter der Frage erkennen und anerkennen. Der Fokus liegt darauf, Emotionen und Bedürfnisse wahrzunehmen, die hinter der Frage stehen könnten, zum Beispiel Einsamkeit, Unsicherheit oder Angst, welche eine Sehnsucht nach Geborgenheit und Nähe auslösen, die man aus der Kindheit kannte. Wenn eine Person fragt: »Wann kommt denn meine Mama?«, dann antworten Sie anerkennend: »Es klingt, als würden Sie Ihre Mutter sehr vermissen. Sie war Ihnen sicher eine große Stütze, oder?«

2. Nicht korrigieren, sondern bestätigen. Statt zu erklären, dass die Mutter verstorben ist, bestätigen Sie ihre emotionale Wahrheit, denn direkte Korrekturen könnten Verzweiflung oder Unruhe auslösen. Wenn die Person fragt: »Wo ist Mama? Sie müsste doch bald da sein.«, so könnten Sie antworten: »Ihre Mama war immer für Sie da, nicht wahr? Was haben Sie zusammen am liebsten gemacht?«

3. Sicherheit durch Trost und Nähe geben. Falls die Emotionen der Person stärker werden, bietet es sich an, sie durch nonverbale Signale zu beruhigen – eine Berührung, sanften Tonfall oder Ablenkung.

4. Biografische Bezüge aufgreifen. Sie können vertraute Erinnerungen an den verstorbenen Angehörigen ansprechen, um positive Emotionen zu fördern. So könnten Sie zum Beispiel fragen, was die Mutter früher gerne für die Kinder gekocht habe und welches Gericht sie am liebsten esse. Schwelgen Sie zusammen in Erinnerungen, seien Sie interessiert und wertschätzend.

5. Ablenken oder umlenken. Wenn die wiederholte Frage die Person unruhig macht, könnte es helfen, sie sanft für eine angenehme Tätigkeit oder ein anderes Thema zu interessieren. Versuchen Sie, die Aufmerksamkeit Ihres Angehörigen auf etwas zu lenken, was er oder sie gerne macht. Sehen Sie sich gemeinsam Fotos von früher an, essen Sie zusammen etwas, was er oder sie gerne mag, gehen Sie gemeinsam spazieren. Alles, was guttut, ist sinnvoll.

Vielleicht spüren Sie eine innere Abwehr gegen ein solches Vorgehen. Es kann sich für Sie wie eine Lüge anfühlen, bewusst in die Erlebniswelt des oder der Betroffenen einzutauchen, statt die objektive Realität anzusprechen. Das kann ich verstehen, denn eigentlich gehört es zu unseren Werten, ehrlich zu sein – gerade zu nahestehenden Menschen. Bei an Demenz Erkrankten kann man einen anderen Maßstab ansetzen, denn das Ziel muss nicht sein, die Wahrheit zu erzwingen. Viel wichtiger ist es, emotionale Sicherheit und Geborgenheit zu schenken. Dennoch: Sollten Sie das Bedürfnis haben, die Realität ansprechen zu wollen, so kann auch das ein Weg sein. Wenn Sie das Gefühl haben, ihr vertrauter Mensch sucht nach Klarheit, so geben Sie sie ihm. Schaffen Sie hierfür eine ruhige, entspannte Situation und wählen Sie einen Moment, in dem er stabil wirkt. Wichtig ist, dass Sie ihn emotional auffangen, indem Sie Verständnis und Trost anbieten. Nehmen Sie sich Zeit und beobachten Sie genau, wie es nach der Nachricht weitergeht. Lebt er in einem Pflegeheim, bitten Sie auch die Pflegekräfte, besonders achtsam zu sein, wie es ihm für den Rest des Tages und in der darauffolgenden Nacht geht. Hat ihn die Information sehr aufgewühlt, wirkt er überfordert, verzweifelt?

Verzweifeln auch Sie nicht, wenn Sie das Gefühl haben, der erkrankten Person nicht geholfen zu haben. Es ist okay, einen Schritt zu gehen und dann nachzujustieren, sollte es sich am Ende doch nicht gut anfühlen. Sie dürfen Fehler machen – wir alle sind Menschen. Tasten Sie sich an die Situation heran, denn es gibt hier keine perfekten Lösungen. Wichtig ist, dass Sie sich selbst Mitgefühl entgegenbringen und das erkennen. Es geht darum, mit Liebe und Geduld den Weg gemeinsam zu finden – Schritt für Schritt. Vertrauen Sie darauf, dass Ihre Fürsorge und Ihr Bemühen diesem Menschen mehr bedeuten, als Sie es vielleicht wahrnehmen. Jeder kleine Moment des Verständnisses und der Nähe ist wertvoll und trägt dazu bei, dass er sich sicher und geborgen fühlt. Und das ist das Wichtigste.

Zwischen Systemlücken und fehlender Vorsorge – Auf der Suche nach individuellen Lösungen

Harald ist Anfang 60 und lebt mit seiner Frau und seiner Tochter in einer Kleinstadt in Niedersachsen, wo er in dritter Generation ein Sportartikelgeschäft betreibt. Schon vor Jahren investierte er ein kleines Vermögen in die Modernisierung seines Geschäfts, um mit den veränderten Kundenbedürfnissen, dem Aufstieg des Online-Handels und den rasanten technologischen Entwicklungen Schritt zu halten. Heute reicht es den Kunden nicht mehr, einfache Turnschuhe zu kaufen, wenn sie laufen gehen wollen. Heute können sie ihren Laufstil und Bewegungsablauf mittels Druckmessplatten kameragestützt analysieren lassen, zwischen spezialisierten Schuhen für Straßenlauf oder Trailrunning wählen und am Ende geben sie unter Umständen ein kleines Vermögen aus. Für einen Schuh, der leider auch nicht verhindern kann, dass der innere Schweinehund sie auf dem Sofa hält. Also ich persönlich habe wunderschöne, nie getragene Laufschuhe. Aber sie passen wie angegossen.

Harald war immer sehr gewissenhaft und geschäftstüchtig, was sicherlich auch daran lag, dass er in seiner Ursprungsfamilie von klein auf an das Familienunternehmen herangeführt worden war. Er war ständig auf der Suche nach neuen Ideen, neuen Trends und Möglichkeiten, um sein Sortiment zu erweitern. Von Bergsport, Ski Alpin bis hin zum Triathlon – Harald hatte alles vor Ort, was das Sportlerherz begehrt, egal ob Bekleidung oder Ausrüstung.

Vor ein paar Jahren geschah dann etwas – vielleicht begann es auch schleichend. Harald veränderte sich. Ich kann es Ihnen nicht wirklich präzise beschreiben, aber er traf plötzlich sonderbare Entscheidungen, die keinen Sinn ergaben. Entwickelte sonderbare Verhaltensweisen. Zuerst zeigte sich eine Art Tickstörung – ein ständiges Schmatzen, das Harald selbst gar nicht wahrnahm und sogar abstritt, wenn man ihn darauf ansprach. Doch Mitarbeiter:innen und Kund:innen bemerkten es deutlich, und es irritierte viele, die mit ihm zu tun hatten. Gleichzeitig begann Harald, sich immer mehr aus dem direkten Kontakt mit den Kund:innen zurückzuziehen. Statt wie gewohnt vorne im Laden präsent zu sein, verbrachte er zunehmend Zeit in seinem Büro, abgekapselt vom Geschehen. Das war untypisch für ihn, denn eigentlich war er ein Verkäufer mit Leib und Seele: eloquent, mit einem beeindruckenden Gespür für Menschen und einer steten Lust, sich auszutauschen. Er verstand es, sich blitzschnell auf sein Gegenüber einzustellen, mit Begeisterung zu überzeugen und genau die richtige Dosis an professioneller Empathie einzusetzen. Jene Empathie, die es schafft, jedem Kunden das Gefühl zu geben, verstanden zu werden und den Geldbeutel wie von selbst zu öffnen.

Harald begann – völlig untypisch für ihn – einen Streit mit seinem Bruder um ein gemeinsames Grundstück in der Toskana. Er kaufte Unmengen neuer Artikel für seinen Laden, ohne darauf zu achten, ob diese in sein Sortiment passten oder überhaupt eine Nachfrage dafür bestand. Die Auswahl wirkte oft willkürlich, was nicht nur die Lagerflächen füllte, sondern auch die Finanzen des Geschäfts zunehmend belastete. Er verlor den Überblick, nahm Kredite auf, erstellte über Jahre keine richtigen Bilanzen und Steuererklärungen mehr. Daneben verlieh er immer wieder große Summen Geld an irgendwelche Leute, ohne dies klar zu dokumentieren, sodass er das Geld meist nie wieder sah. Irgendwann standen auf dem Zettel fast 200 000 Euro Schulden. 200 000 Euro. Das stemmt man nicht so einfach. Als klar wurde, wie es um Haralds finanzielle Situation bestellt ist, war das Chaos schon riesengroß.

Stellen Sie sich vielleicht die Frage, wie es so weit kommen konnte? Warum niemand eingegriffen hat? Warum seine Frau, seine Familie nichts unternommen haben? Das haben sie sehr wohl. Harald war beim Hausarzt, relativ früh sogar, weil seine Frau ihn darum gebeten hatte. Begleiten konnte sie ihn nicht, das ließ er nicht zu. Untersuchungsergebnisse und Diagnosen blieben ihr verborgen, da Harald keine Vorsorgevollmacht aufgesetzt hatte. Niemand, auch nicht seine Ehefrau, war offiziell benannt, um dem behandelnden Arzt die rechtliche Grundlage zu geben, seine Schweigepflicht zu durchbrechen.

Der Hausarzt überwies Harald wegen der Tickstörung an einen Neurologen, der diagnostizierte eine Depression – überlastet sei Harald, das strapaziere die Nerven. Ein paar Monate später überzeugte seine Frau ihn wieder, zum Facharzt zu gehen, jetzt hatte der die Vermutung auf eine Parkinsonerkrankung, weil Harald in seinem Bewegungsapparat verlangsamt schien. Seine Frau stand weiter am Rand, hilflos und unfähig, aktiv zu werden. Der Neurologe verschrieb Medikamente, der Hausarzt empfahl Sport. Im Verlauf kam es immer wieder zu einer Überdosierung der Parkinson-Medikation, weil Harald ständig fahrig und unkonzentriert war, nicht mehr wusste, ob er seine Medikamente schon genommen hatte, sie wieder und wieder am selben Tag einnahm.

Irgendwann wurde dann doch mal ein MRT gemacht, ein Bild vom Kopf sollte helfen, die Veränderungen genauer einzuordnen. Zu diesem Zeitpunkt war Haralds Laden schon so gut wie an die Wand gefahren, seine Frau versuchte deshalb, selbst zu intervenieren, indem sie in das Tagesgeschäft eingriff. Sie hatte eigentlich einen anderen Job, war Lehrerin an einer Mittelschule, musste also den fast unmöglichen Spagat zwischen zwei Berufen schaffen. Vormittags unterrichtete sie an der Schule – und glauben Sie nicht, dass es ein Spaziergang wäre, eine Horde pubertierender Halbstarker im Zaum zu halten. Nachmittags korrigierte sie Schularbeiten, bereitete neuen Unterricht vor und begab sich dann in den Laden ihres Mannes, um bis spätabends Kassenbücher, Inventurprotokolle, Lieferantenvereinbarungen und sonstige Geschäftsdokumente durchzugehen. Rechnungen stapelten sich in ungeahnte Höhen, Zahlungen waren schon lange nicht mehr nachvollziehbar, unzählige Bestellungen unbearbeitet, es war alles undurchsichtig, chaotisch und lähmend.

Existenzielle Ängste erfassten Haralds Frau, denn es war nicht möglich, sich einen Überblick zu verschaffen. Es war auch nicht möglich, ausstehende Zahlungen zu tätigen. Panisch versuchte die Familie, Wohnungen zu veräußern, die gar nicht abbezahlt waren und später als Altersvorsorge für Harald dienen sollten. Es dauerte dann noch eine ganze Weile, bis Harald zu uns ins Universitätsklinikum Ulm kam, in die Gedächtnissprechstunde. Wie er dort gelandet war? Der Hausarzt stellte irgendwann die geistige Leistungsfähigkeit seines Patienten infrage. Gott sei Dank, wenn man so will. Es wurde auch ein gesetzlicher Betreuer eingesetzt, um die zweifelhaften geschäftlichen Entscheidungen zu unterbinden – die Veränderungen in Haralds Verhalten waren so prekär, dass ein normaler Lebensvollzug nicht mehr möglich war.

Meine Kolleg:innen führten sofort Untersuchungen durch, um dem Verdacht auf eine demenzielle Entwicklung nachzugehen, und fanden auch etwas. Nicht ganz das, wofür sie zuständig waren, aber eben sehr wohl einen Abbauprozess im Gehirn, der für eine Demenz sprach.

Was beschrieben nun die ärztlichen Befunde? Ein Bild vom Kopf im Rahmen eines FDG-PET/MRT zeigte einen »ausgeprägten und konfluierenden, seitensymmetrischen und deutlich frontal betonten Hypometabolismus, verdächtig für eine neurodegenerative Erkrankung im Sinne einer Frontotemporalen Demenz«. Zur Erklärung: Die Untersuchung misst den Zuckerstoffwechsel im Gehirn, unsere Zellen brauchen den Zucker. Wird er nicht verarbeitet, sind die Zellen krank oder schon abgestorben. Die Untersuchung ist ziemlich wichtig für uns, denn manchmal sehen kranke Gehirne im normalen MRT noch gesund aus, obwohl sie es nicht mehr sind. In Haralds Fall hat die Untersuchung gezeigt, dass Nervenzellen hinter seiner Stirn – dem Frontalhirn, das für Persönlichkeit, Verhalten und soziale Steuerung besonders wichtig ist – keinen Zucker mehr aufnehmen. Dies weist darauf hin, dass diese Zellen nicht mehr funktionsfähig sind.

Eine neuropsychologische Untersuchung zur Erfassung der kognitiven Funktionen ergab unauffällige Leistungen im Bereich des episodischen Gedächtnisses. Das bedeutet, dass Harald kein Problem hatte, sich zehn Wörter zu merken und diese auch mit zeitlicher Verzögerung noch einmal abzurufen oder wiederzuerkennen. Solche Defizite hätte man bei einem Verdacht auf eine Alzheimer-Demenz erwartet. Die Untersuchung war auch unauffällig im Bereich der Visuokonstruktion: Harald konnte dreidimensionale Figuren ohne Probleme abzeichnen. Typischerweise fällt es Menschen mit Alzheimer-Demenz schwer, komplexe räumliche Beziehungen zu erfassen und darzustellen. Es erfordert eine intakte visuell-räumliche Verarbeitung und Koordination, um dreidimensionalen Figuren wie Würfel zeichnen zu können – Fähigkeiten, die bei dieser Form der Demenz manchmal früh beeinträchtigt sind.

Auffällig hingegen waren typische Leistungen des Frontalhirns, passend zum gestörten Zuckerstoffwechsel in diesem Bereich in der FDG-PET/MRT-Untersuchung. Zum einen war die verbale und nonverbale Denkflüssigkeit betroffen: Sie zeigt an, wie leicht und schnell jemand Wörter findet beziehungsweise Muster oder Bilder erkennen kann. Zum anderen war die kognitive Flexibilität reduziert, was bedeutet, dass Harald sich nur schwer auf neue Situationen einstellen oder eine andere Sichtweise einnehmen konnte. »Gang- und Koordinationsprüfungen sowie die Untersuchung der Hirnnerven, der Motorik und der Oberflächensensibilität waren orientierend unauffällig.« Naja, so steht das in diesen Befunden eben. Sätze, die man als Angehörige:r liest, aber nicht versteht. Im Endeffekt wird hier einfach berichtet, dass man geprüft hat, wie gut Bewegung, Gleichgewicht, Berührungsempfinden und Nervenfunktionen funktionieren. Man hat nichts Ungewöhnliches festgestellt.

Meine Kolleg:innen von der Demenzsprechstunde legten mir den Arztbrief auf den Schreibtisch und baten mich, den Fall zu übernehmen. Mein Spezialgebiet ist die Frontotemporale Demenz (FTD) und die Untersuchungsergebnisse waren eindeutig in diese Richtung weisend.

Zu diesem Zeitpunkt wusste ich noch nichts über die Situation der Familie. Solange wir keinen persönlichen Kontakt haben, sind die Fälle einigermaßen abstrakt, die Verzweiflung und Hilflosigkeit der Angehörigen kann ich nur erspüren, wenn ich sie kennenlerne. Die Tochter von Harald schrieb mir in diesen Tagen ein paar Mails. Mein Bauchgefühl sagte mir, dass der Grund für ihre Kontaktaufnahme über reine familiäre Fürsorge hinausgeht – es schien dringend zu sein. Ich sprach mit meinem Kollegen Zeljko, der mit mir als Facharzt für Neurologie unsere Spezialsprechstunde für FTD leitet, und bat ihn, der Familie einen Notfalltermin zu geben. Wir haben normalerweise recht lange Wartezeiten.

Leider. Wir sind ein kleines Team und werden fast ein bisschen überrannt von all den Patientenanfragen. Dennoch behalten wir uns vor, in dringenden Fällen eine Möglichkeit zu schaffen, einen kurzfristigen Termin zu vergeben. Die Formulierung ist bewusst gewählt, denn eine solche Lücke existiert immer – man muss sie nur finden und bereit sein, sie zu nutzen.

Und so sitzen wir nun hier. Hunderte von Kilometern haben Harald, seine Frau und seine Tochter erneut zurückgelegt, um jetzt mit uns die Befunde zu besprechen, die hier an der Uniklinik erhoben wurden. Es ist ein Moment voller Anspannung und Erwartung – und natürlich auch Hoffnung. Ich blicke in das Gesicht von Haralds Ehefrau und sehe in ihr keine Hoffnung, nur unendliche Erschöpfung und Niedergeschlagenheit. Zeljko und ich beginnen das Gespräch, indem wir versuchen, ihr das Gefühl zu geben, aufgefangen zu sein. Ihr Schmerz soll einen Raum haben bei uns. Und wir wollen nun beginnen, mit der Familie gemeinsam eine Zukunft zu gestalten, in der alle gut leben können.

Wir sehen den über Jahre angestauten Kummer, ihre Existenzangst, ihre Einsamkeit. Während wir die Ehefrau fragen, wie es ihr gehe, füllen sich ihre Augen mit Tränen. Vielleicht hat sie das lange niemand mehr gefragt. Harald sitzt lächelnd neben ihr, er scheint uns sympathisch zu finden, die Tränen seiner Frau können ihn nicht berühren. Wir erklären der Familie die Untersuchungsergebnisse und schließen mit der Aussage, dass es sich weder um eine Depression noch um Parkinson handle. Dass Harald seinen Laden vernachlässigte, fatale Geschäftsentscheidungen traf, sich emotional immer weiter distanzierte, der Tick – all das lässt sich mit einer FTD erklären, einer Erkrankung des vorderen Teils des Gehirns, das unter anderem unser Sozialverhalten steuert.

Wäre Harald alt und würde an einer Alzheimer-Demenz leiden, so wäre das Vorgehen klar strukturiert. Aus ärztlicher Sicht würden wir die Einstufung in einen Pflegegrad empfehlen, um die nötige Unterstützung sicherzustellen. Er bekäme Therapien verordnet, um seine Fähigkeiten so lange wie möglich zu erhalten, und wir würden die Familie zu einer Beratungsstelle schicken, die bei der Organisation der Pflege hilft. Wir würden ihnen nahelegen, für Harald eine Tagespflegeeinrichtung zu suchen, in der er ein- oder mehrmals pro Woche angenehme Stunden mit aktivierenden Tätigkeiten und in einer netten Gemeinschaft verbringen könnte – und so seiner Frau eine wohlverdiente Pause ermöglichen. Je nach seiner individuellen Situation würden wir auch bestimmte Pflegesachleistungen vorschlagen, die ihm und der Familie den Alltag erleichtern könnten. Gleichzeitig würden wir sie an Kolleg:innen verweisen, die in Ruhe mit ihnen die nächsten Schritte und Möglichkeiten im Detail besprechen können.

Harald ist aber nicht alt, und eine Alzheimer-Demenz hat er auch nicht. Er steht mitten im Berufsleben und hat durch seine – bislang unerkannt gebliebene – demenzielle Erkrankung über Jahre hinweg Schulden angehäuft, die nun die ganze Familie in eine existenzielle Krise stürzen. In seiner Situation braucht er erst einmal keine Demenzberatung oder Tagespflege, sondern eine:n Anwält:in, der:die die rechtliche Seite seiner finanziellen Entscheidungen beleuchtet.

Die zentrale Frage, die geklärt werden müsste, ist, ob Harald in den letzten Jahren schon nicht mehr geschäftsfähig war. Sollte dies festgestellt werden, könnte die Familie versuchen, gegen bestimmte Verträge oder Verbindlichkeiten vorzugehen, um den finanziellen Schaden zu begrenzen. Für Harald und seine Angehörigen geht es in diesem Fall nicht nur um medizinische und pflegerische Unterstützung, sondern auch um die Absicherung ihrer Existenz.

Der gesetzliche Betreuer, der Harald zugewiesen wurde, erweist sich in dieser schwierigen Lage als keine große Unterstützung. Statt aktiv zu helfen, die drängenden Probleme zu lösen, ist er schlecht erreichbar, meldet sich stets nur kurz und geht mit der Familie in kein Gespräch. Irgendwann verfasst er einen Brief, in dem er um die Entbindung von seinen Aufgaben bittet. Die Arbeitsbelastung und die Komplexität des Falls seien einfach zu groß, schreibt er. Für Harald und seine Familie ist dies ein weiterer Rückschlag – gerade jetzt, wo sie dringend jemanden bräuchten, der sich ihrer Situation annimmt und sie durch den rechtlichen und finanziellen Dschungel navigiert. Sie stehen erneut allein da, mit einem Berg aus Problemen, die immer unüberwindbarer erscheinen. So läuft das in diesen Fällen. Niemand fühlt sich zuständig.

Daneben stellt sich die Frage nach der Alltagsbegleitung. Gerade weil die finanzielle Situation der Familie angespannt ist, muss Haralds Frau in ihrem Beruf bleiben. Vollzeit. Der Sohn, der gerade an einer Hochschule eingeschrieben ist, erklärt sich bereit, sein Studium für ein Jahr zu pausieren, um zu Hause zu helfen. Das ist irgendwie irre, denn so sollte das nicht laufen müssen, aber es ist eine kluge, weitsichtige und gute Entscheidung des jungen Mannes. Harald muss geschützt werden vor sich selbst, er muss den ganzen Tag unter Beobachtung stehen, damit er nicht wieder Unsummen ausgibt und sein Geschäft weiter gefährdet. Eine klassische Demenzbetreuung, wie sie im Ort angeboten wird, eignet sich nicht. Harald ist inzwischen viel zu enthemmt und unruhig, um im Gruppensetting zurechtzukommen. Noch dazu hat er keine Krankheitseinsicht und würde nicht bleiben. Er muss ja nach seinem Laden sehen, glaubt er.

Zeljko und ich sehen uns an. Wir haben schon so viele ähnliche Fälle erlebt, und uns ist sofort klar: Auch diese Familie läuft Gefahr, wieder durchs Raster der gängigen Demenzversorgungsstrukturen zu fallen. Es ist ein schmerzhaft vertrautes Muster – ihre Bedürfnisse sind zu komplex, um von den standardisierten

Angeboten aufgefangen zu werden. Wenn wir uns jetzt nicht klar dafür entscheiden, diese Familie individuell (und mit bedeutend mehr Aufwand als es Teil unseres normalen Jobs wäre) zu begleiten, werden sie untergehen. Mit meinem Kollegen Zeljko habe ich jemanden an meiner Seite, der ähnlich tickt wie ich. Wir reichen uns in Gedanken die Hände. Ich sehe einen Funken in seinen Augen, den ich von mir selbst kenne. Dieser Funke heißt Verantwortung. Dieser Funke heißt Hoffnung. Wir werden so viele Gespräche führen, bis wir ein Setting geschaffen haben werden, in dem die Familie wieder Land sieht. Wir entscheiden uns für ein individuelles Case Management, ohne den Begriff jemals für uns gesucht zu haben. Der Ansatz entstand für Zeljko und mich intuitiv – weil es anders nicht ging. Es meint ein strukturiertes Verfahren, das darauf abzielt, Menschen mit komplexen Bedarfen durch gezielte Koordination und bedarfsgerechte Hilfe eine optimale Versorgung und Unterstützung zu ermöglichen.

Wir suchen also so lange nach individuellen Lösungen, bis diese gefunden sind, schließen Lücken in der Begleitung selbst und stellen so eine ganzheitliche Versorgung sicher. Wir telefonieren erst einmal alle Demenzversorger in der Region ab, die für die Familie ansprechbar sein könnten. Wir werden ausnahmslos weiterverwiesen. Kein:e einzige:r Kolleg:in, kein Pflegestützpunkt, keine Beratungsstelle welchen Trägers auch immer möchte weiter mitdenken, sondern empfindet eine andere Anlaufstelle als passender. Auch diese Anlaufstellen finden wiederum andere Anlaufstellen passender. Irgendwann fühle ich mich ein bisschen wie Asterix und Obelix im Haus der Verrückten. Kennen Sie die Szene aus »Asterix erobert Rom«? Asterix und Obelix sollen in dem Haus, einem Verwaltungsgebäude mit völlig absurden Bürokratieregeln, ein bestimmtes Formular besorgen. Sie werden von einem Schalter zum nächsten geschickt, immer benötigen sie ein weiteres Formular, um das nächste zu erhalten. So geht es von Demenz betroffenen Familien häufiger. Niemand möchte zuständig sein, niemand will diese herausfordernden Fälle zu seinem Problem machen. Irgendwie verständlich. Und trotzdem muss es ja weitergehen.

Zeljko hat irgendwann eine bessere Idee als ich und wendet sich an das zuständige Amtsgericht. Als Dr. med. eines Universitätsklinikums hat er immer ein bisschen bessere Karten als ich – sein Titel strahlt Autorität aus, während ich nur die Psychologin bin. Seine Stellung verschafft ihm oft einen schnelleren Zugang zu den entscheidenden Stellen, und in diesem Fall könnte genau das den Unterschied machen. Eine freundliche, engagiert wirkende Richterin erklärt ihm, dass es dauern kann, bis eine neue gesetzliche Betreuerin oder ein neuer gesetzlicher Betreuer bestellt wird. Daher wäre es sinnvoll, wenn die Ehefrau nun die gesetzliche Betreuung von Harald übernehmen würde. Die Frau ist ziemlich gut, versteht den Ernst der Lage und lotst uns mit vielen Erläuterungen durch den Prozess.

Haralds Frau ist mit dieser Information erst einmal überfordert, befindet sich gerade in einer akuten Überlastungssituation. Wir helfen ihr gemeinsam mit dem Sohn, die Aufgabe als Chance zu sehen, weil dann die Klärung der finanziellen Verhältnisse innerhalb der Familie bleiben kann. Sie kann sich mit der Zeit darauf einlassen, worüber wir sehr froh sind. Gleichzeitig gehen wir auf die Suche nach einem:einer Anwält:in, der:die bereit ist, die Familie juristisch zu beraten und zu begleiten. Hier werden wir innerhalb der Demenz-Community fündig, ein versierter Jurist gibt Zeljko und mir die Möglichkeit, den Fall zu schildern, und sagt zu. Wir jauchzen fast vor Freude, als wir das Telefonat mit ihm beenden, denn seine Bereitschaft ist alles andere als selbstverständlich, es wird viel Arbeit auf ihn zukommen. Harald hat viele kleine und große finanzielle Fehlentscheidungen getroffen in den letzten Jahren, und sollten wir das Gericht überzeugen können, dass er nicht mehr geschäftsfähig war, wird der Anwalt jeden Kaufvertrag einzeln anfechten müssen, um die Nichtigkeit des Geschäfts geltend zu machen. Das wird nicht einfach. Dennoch ist dies ein Moment, in dem wir uns fühlen, als ob wir alles schaffen können.

Wenn es uns gelingt, ein starkes und engagiertes Netzwerk aus Fachleuten um die Familien zu spannen, werden wir Lösungen finden. Wir arbeiten zusammen, reden miteinander und verfolgen ein gemeinsames Ziel. Das hilft, auch in komplexen Situationen Wege zu eröffnen, die für alle Beteiligten tragbar und unterstützend sind.

Als Nächstes binden wir unsere Demenzberatungsstelle, das ProjektDEMENZ der diakonischen Bezirksstelle Ulm ein, die auch bei selteneren Demenzformen mit viel Erfahrung und Empathie auf die Familien eingehen kann. Wir stehen in regem Austausch mit ihnen und empfinden große Dankbarkeit, die Kolleg:innen an unserer Seite zu wissen. Sie beraten die Familie beispielsweise zu gesetzlichen Ansprüchen auf Pflegegeld, Sachleistungen und Entlastungsbeträge, helfen bei der Beantragung von Leistungen und vermitteln psychosoziale Unterstützung.

Es sind viele kleine Schritte wie diese, die wir mit der Familie gehen. Viele kleine Schritte, die für sich allein nicht ausreichend, nicht groß genug scheinen, aber die alle zusammen einen wirklichen Weg bedeuten. Und dieser Weg wird aus der Ohnmacht hin zur Handlungsfähigkeit führen. Weil wir Wissen vermitteln und fähige Helfer:innen einbinden, werden wir ein Setting schaffen, in dem Haralds Würde geachtet und seine Bedürfnisse berücksichtigt werden. Ein Umfeld, das nicht nur Unterstützung bietet, sondern auch Raum lässt für Menschlichkeit, Respekt und eine möglichst hohe Lebensqualität.

WISSEN KOMPAKT:
Erkenntnisse für den Alltag mit Demenz

Dieses Fallbeispiel mag drastisch erscheinen. Vielleicht denken Sie sogar, es handle sich um einen seltenen Einzelfall, ein extremes Schicksal, das Sie selbst niemals treffen könnte. Und ja, vielleicht haben Sie recht. In gewisser Weise ist es natürlich das Konzept dieses Buchs, Ihnen besondere Geschichten zu erzählen – Geschichten, die nachhallen und zum Nachdenken anregen. Doch ich habe sie nicht ohne Grund ausgewählt. Ich möchte, dass Sie verstehen, dass das Leben unvorhersehbar ist und bestimmte Situationen jeden von uns betreffen können. Niemand ist gänzlich davor gefeit, und gerade deshalb ist es so wichtig, sich damit auseinanderzusetzen. Ich möchte außerdem, dass Sie verstehen, dass Sie sich vor bestimmten Situationen schützen können, indem Sie Vorkehrungen treffen für den Fall, dass Ihnen etwas passiert. Dabei muss es sich gar nicht um etwas so Dramatisches handeln wie in dieser Geschichte. Es reicht schon, dass Sie irgendwann alt sein werden. Die Wahrscheinlichkeit, dass Sie bis ins hohe Alter fit bleiben und hochbetagt friedlich im Schlaf sterben werden, ist nicht so wahrscheinlich, wie man glaubt. Mit steigendem Alter nehmen chronische Leiden wie Herz-Kreislauf-Erkrankungen, Diabetes, Arthritis oder Demenz zu. Die letzte Lebensphase ist dann häufig durch längere Phasen von Gebrechlichkeit oder Pflegebedürftigkeit geprägt, besonders bei sehr alten Menschen. Über 82 Prozent der Frauen und rund 70 Prozent der Männer über 80 geben an, dass sie unter mehreren Krankheiten gleichzeitig leiden.[45] Je älter wir werden, desto höher wird die Wahrscheinlichkeit, dass wir pflegebedürftig werden. Dennoch haben nur etwa 30 Prozent der über 65-Jährigen in Deutschland finanzielle Vorkehrungen für eine Pflegesituation getroffen.[46]

Das hat sicher viele unterschiedliche Gründe. Menschen mit geringem Einkommen und niedrigen Renten sehen sich vielleicht überhaupt nicht in der Lage, zusätzlich für die Pflegevorsorge Geld zurückzulegen oder entsprechende Versicherungen abzuschließen. Und viele Menschen wissen einfach nicht, wie teuer Pflege werden kann, sie unterschätzen die finanzielle Belastung, die auf sie oder ihre Familie zukommen könnte. Einige verlassen sich auf die gesetzliche Pflegeversicherung, die aber nur eine Teilabsicherung bedeutet. Viele Menschen schieben diese Themen vor sich her, weil sie glauben, später noch ausreichend Zeit zu haben, um sich damit auseinanderzusetzen. Krankheit, Pflege und Tod sind unangenehme Aspekte des Lebens, die man lieber vermeidet, solange es möglich ist. Hinzu kommt die oft trügerische Überzeugung, dass man selbst von solchen Situationen verschont bleiben könnte. Dieser Gedanke spendet kurzfristig Trost, kann aber dazu führen, dass man wichtige Vorsorgemaßnahmen zu spät oder gar nicht trifft – mit möglicherweise weitreichenden Konsequenzen für sich und seine Angehörigen.

Haben Sie sich schon einmal überlegt, wie Sie leben wollen würden, sollten Sie krank und pflegebedürftig werden? Haben Sie mit Ihren Eltern gesprochen, wie sie leben wollen würden? Ich weiß, dass das nicht einfach ist. Gleichzeitig bin ich davon überzeugt, dass wir diese Fragen in unser Leben lassen müssen, um uns vorzubereiten – und ihnen den Schrecken zu nehmen. Ich habe es in den letzten 15 Jahren meiner Arbeit mit Menschen mit Demenz und ihren Angehörigen unzählige Male erlebt, wie die Erkrankung sie unvorbereitet traf. Es gibt so vieles, was wir voneinander wissen sollten, um die richtigen Entscheidungen zu treffen, sollte jemand nicht mehr für sich selbst sprechen und/oder entscheiden können. Ich bin aufgrund meiner Arbeit sensibilisiert, aber auch in meiner eigenen Familie gibt es offene Fragen. Ich hoffe ein wenig, dass meine Mutter diesen Text liest und sich davon angesprochen fühlt. Ich schmunzle, wenn ich daran denke. Seit Jahren versuche ich, mit ihr an einen Tisch zu kommen, um zu klären, wer sich um sie kümmern soll, falls sie einmal krank wird. Aber sie möchte es eben nicht so richtig. Mama, werde ich das sein? Ich würde es so gerne tun. Aber du musst dich dazu äußern. Dein Wille sollte die Grundlage für alles sein, was wir als Familie für dich tun können und werden.

So unangenehm diese Themen erscheinen, so wichtig ist das, was ich persönlich als Minimalkonsens erachte: Die eigene Patientenverfügung, Vorsorgevollmacht und Betreuungsverfügung. Diese drei Dokumente sollte jede Person durcharbeiten und ausfüllen – und zwar nicht erst im hohen Alter. Sie sind in jeder Lebensphase einer erwachsenen Person von Bedeutung, weil unvorhergesehene Ereignisse jederzeit eintreten können. Sie beinhalten die grundlegenden Festlegungen, die im Falle von Krankheit, Unfällen oder Pflegebedürftigkeit darüber entscheiden, wer handeln darf und welche medizinischen Maßnahmen gewünscht oder abgelehnt werden.

Patientenverfügung

Die schriftliche Patientenverfügung legt fest, welche medizinischen Maßnahmen bei schweren Krankheiten durchzuführen oder zu unterlassen sind, wenn der Patient, die Patientin seinen, ihren Willen nicht mehr selbst äußern kann. Die alles entscheidende Frage lautet in diesem Zusammenhang: Wenn Sie selbst nicht mehr in der Lage sind, Entscheidungen zu treffen, soll dann Ihr Leben unter allen Umständen und mit allen verfügbaren Mitteln verlängert werden? Genau hier liegt der Schlüssel – es ist essenziell, Ihre Wünsche so konkret wie möglich zu formulieren. Allgemeine Aussagen reichen oft nicht aus, um in komplexen medizinischen Situationen klare Anweisungen zu geben. Je präziser

Sie Ihre Vorstellungen darlegen, desto besser können Ärzt:innen, Ihre Angehörigen und Bevollmächtigte in Ihrem Sinne handeln.

Es ist sinnvoll, sich beraten zu lassen, um sicherzustellen, dass Sie alle möglichen medizinischen Maßnahmen verstehen und die Risiken abschätzen können. In der Patientenverfügung werden dann die Krankheitssituationen erfasst und die medizinischen Maßnahmen, die Sie sich wünschen oder die Sie ablehnen. Typische Krankheitszustände, in denen solch eine Patientenverfügung greift, sind unheilbare Krankheiten im Endstadium, schwere Hirnschädigungen, Koma und andere Zustände, welche eine Todesnähe verursachen. Sie können in Ihrer Verfügung beispielsweise festlegen, ob Sie wiederbelebt werden wollen, ob Sie künstlich ernährt werden möchten oder ob Sie starke Schmerzmittel bekommen sollen, selbst wenn diese die Lebensdauer möglicherweise verkürzen. Solche Festlegungen helfen, sicherzustellen, dass Ihre Wünsche respektiert werden, und geben Ihren Angehörigen sowie dem medizinischen Personal Orientierung in schwierigen Situationen.

Das Bundesministerium der Justiz bietet Textbausteine für das Ausfüllen von Patientenverfügungen.[47] Diese können Anregungen und Formulierungshilfen sein – wichtig ist jedoch, dass Sie alles genau verstehen. Deshalb rate ich, die Verfügung gemeinsam mit einem:einer Ärzt:in auszufüllen. Unter der Internetadresse www.verbraucherzentrale.de/patientenverfuegung-online können Sie für die Erstellung eine interaktive Vorlage nutzen.

Informieren Sie Ihre nächsten Angehörigen darüber, wo Sie die Verfügung aufbewahren, damit sie gefunden werden kann. Nehmen Sie sich die Zeit und lesen Sie sie in regelmäßigen Abständen durch. Damit immer klar ist, dass sie noch Ihrem aktuellen Willen entspricht. Denn Meinungen können sich ändern.

Vorsorgevollmacht

Die Vorsorgevollmacht empfinde ich als das wichtigste Dokument, wenn es um die Fragen von Selbstbestimmung und Vertrauen geht. Mit ihr legen Sie fest, wer in Ihrem Namen Entscheidungen treffen darf, wenn Sie selbst dazu nicht mehr in der Lage sind – sei es in gesundheitlichen, finanziellen oder rechtlichen Angelegenheiten. Dieses Dokument gibt Ihnen die Möglichkeit, eine Person Ihres Vertrauens zu bestimmen, die in Ihrem Sinne handelt und Ihre Wünsche respektiert. Es ist ein essenzielles Instrument, um sicherzustellen, dass Ihre Selbstbestimmung auch in schwierigen Situationen gewahrt bleibt. Haben Sie bereits eine Vorsorgevollmacht? Wenn nicht, überlegen Sie mal: Welcher Mensch würde ganz sicher Ihre Wünsche respektieren und in Ihrem besten Interesse handeln? Ein Mensch, der Ihre Werte versteht und bereit ist, Verantwortung zu übernehmen, wenn Sie es nicht mehr können. Ich wünsche Ihnen von Herzen, dass Sie jemanden haben, auf den Sie sich auf diese Weise verlassen können – jemanden, der an Ihrer Seite steht und Ihre Entscheidungen mit größter Sorgfalt trifft. Es schenkt ein großes Gefühl von Sicherheit zu wissen, dass der eigene Wille dann berücksichtigt wird.

Haralds Situation ist auch deswegen so kompliziert geworden, weil er keine Vorsorgevollmacht erstellt hatte. Niemand in seiner Familie war rechtlich befugt, in seinem Namen Entscheidungen zu treffen oder ihn in wichtigen Angelegenheiten zu vertreten. Schon die Weitergabe ärztlicher Informationen war den Angehörigen verwehrt geblieben. Harald hatte seine Befunde mit niemandem geteilt, so blieb auch eine mögliche Geschäftsunfähigkeit jahrelang verdeckt. Ohne Einsicht in seinen Gesundheitszustand konnte niemand die Verbindung zwischen seiner Erkrankung und seinen fragwürdigen Entscheidungen herstellen und nachweisen.

Das Bundesministerium der Justiz schreibt: »Liegt eine wirksame Vorsorgevollmacht einer betreuungsbedürftigen Person für die erforderlichen Aufgabenbereiche vor und ist die bevollmächtigte Person bereit, die Angelegenheiten der betreuungsbedürftigen Person wahrzunehmen, so ist die gerichtliche Bestellung eines rechtlichen Betreuers nicht erforderlich. Eine wirksame Vollmacht kann durch eine volljährige, geschäftsfähige Person erteilt werden.«[48] Wichtig ist, dass die bevollmächtigte Person die Vollmachtsurkunde besitzt und diese bei Übernahme der Rechtsgeschäfte im Original vorlegen kann. Sprechen Sie also miteinander, wo die Dokumente aufbewahrt werden, sodass sie im Bedarfsfall auch wirklich gefunden werden können.

Sie können die Vollmacht in unterschiedlichen Teilbereichen des Lebens vergeben. Im Bereich der Gesundheitsvorsorge und Pflegebedürftigkeit können Sie festlegen, wer in Ihrem Namen Entscheidungen treffen soll. Diese Person ist befugt, in Untersuchungen, Heilbehandlungen oder ärztliche Eingriffe einzuwilligen, diese abzulehnen oder eine bereits erteilte Einwilligung zu widerrufen. Sie können auch bestimmen, wer Einsicht in Ihre Krankenunterlagen erhält, diese weitergeben darf und wer beispielsweise über freiheitsentziehende Maßnahmen oder ärztliche Zwangsmaßnahmen entscheiden soll. Mit einer entsprechenden Verfügung sichern Sie, dass Ihr Wille in medizinischen und pflegerischen Angelegenheiten respektiert wird.

Der zweite Teilbereich umfasst Ihren Aufenthaltsort und Wohnungsangelegenheiten. Die bevollmächtigte Person kann beauftragt werden, über Ihren Aufenthalt zu bestimmen, Mietverträge zu regeln und Ihren Haushalt aufzulösen.

Der dritte Bereich regelt die Kommunikation beziehungsweise Vertretung bei Behörden, Versicherungen, Renten- und Sozialleistungsträgern.

Der vierte Bereich umfasst die Vermögenssorge, was bedeutet, dass die bevollmächtigte Person Ihr Vermögen verwalten und hierbei alle Rechtshandlungen und Rechtsgeschäfte vornehmen kann. Sie können auch festlegen, welche Geschäfte die Person nicht wahrnehmen soll.

Weitere Bereiche behandeln Post und Fernmeldeverkehr, bedeutet, dass die bevollmächtigte Person Ihre Post entgegennehmen, öffnen und lesen darf, die Vertretung vor Gericht sowie die Übernahme einer gesetzlichen Betreuung.

Bitte beachten Sie, dass für Bankgeschäfte eine allgemeine Vorsorgevollmacht häufig nicht ausreicht. Viele Banken verlangen eine gesonderte Bankvollmacht, um rechtliche und praktische Risiken zu minimieren, und haben eigene Formulare, um sicherzustellen, dass sie den hausinternen Standards und rechtlichen Anforderungen entsprechen. Die Bankvollmacht berechtigt eine Person dann, über die Konten und Finanzangelegenheiten des Kontoinhabers zu verfügen. Sie kann entweder allgemein gelten oder nur für einzelne Konten. Bitte fragen Sie in Ihrer Bank nach, wie sie diese Situationen regelt. Manche Banken akzeptieren eine Vorsorgevollmacht, wenn sie notariell beglaubigt ist. Ansonsten können Sie gemeinsam vor Ort die Bankvollmacht ausfüllen. Bitte beachten Sie: Die Person, welche die Vollmacht geben möchte, muss im Moment der Unterschrift noch geschäftsfähig sein. Kümmern Sie sich um solche Dinge also nicht erst im Krankheitsfall. Sprechen Sie innerhalb Ihrer Familie am liebsten dann, wenn es (noch) gar keinen konkreten Anlass gibt.

Es kann sinnvoll sein, neben einer Vorsorgevollmacht eine zusätzliche Betreuungsverfügung zu erstellen.

Betreuungsverfügung

Eine Betreuungsverfügung regelt, wer im Fall der Fälle vom Betreuungsgericht als rechtlicher Betreuer eingesetzt werden soll.

Sie können auch Personen benennen, die auf keinen Fall infrage kommen sollen.

Normalerweise reicht eine Vorsorgevollmacht aus, um eine Person (oder mehrere) zu benennen, die im Falle der eigenen Entscheidungsunfähigkeit rechtsverbindlich handeln können. Sie ersetzt die Bestellung eines gesetzlichen Betreuers durch ein Amtsgericht. Dennoch kann es gut sein, neben einer Vorsorgevollmacht auch eine Betreuungsverfügung aufzusetzen: Dies sichert Sie ab für den Fall, dass die in der Vorsorgevollmacht benannte Person ausfällt, etwa aufgrund eigener Krankheit oder anderer unvorhergesehener Umstände. Ebenso bietet es Schutz, wenn die Vollmacht aus rechtlichen Gründen unwirksam sein sollte, beispielsweise durch formale Fehler. Darüber hinaus können Sie in der Betreuungsverfügung explizit Personen ausschließen, die Sie keinesfalls als Betreuer wünschen.

Es lohnt sich also, ein solches Dokument zu erstellen und es in regelmäßigen Abständen auf Aktualität zu prüfen, um immer die Gewissheit zu haben, dass die richtigen nahestehenden Personen für Sie da sein können, sollte etwas passieren.

Zuletzt noch ein paar Worte zur Geschäftsfähigkeit. Nach dem Wortlaut der Bundeszentrale für politische Bildung gelten Personen als geschäftsfähig, »die Willenserklärungen rechtsgültig abgeben und entgegennehmen können. Die unbeschränkte oder volle Geschäftsfähigkeit erreicht man mit 18 Jahren. Nur voll geschäftsfähige Personen können eigenständig ein Konto eröffnen oder wesentliche Kaufverträge oder Kreditverträge abschließen.«[49]

Im Falle einer Demenzerkrankung ist die Geschäftsfähigkeit im Verlauf nicht mehr gegeben. Sie wird aber nicht automatisch aberkannt, sondern muss im Einzelfall geprüft werden. Viele Familien, die ich begleite, stellen sich die Frage nach der Geschäftsfähigkeit nie bewusst, weil die Abnahme der geistigen Leistungsfähigkeit ein schleichender Prozess ist, in welchem die

Partner:innen oder Kinder des oder der Betroffenen ganz automatisch immer mehr Aufgaben übernehmen, dies vielleicht auch schon zu einem Zeitpunkt, an dem man die Veränderungen noch als Teil des normalen Alterungsprozesses einordnet und von einem Krankheitsprozess nichts weiß. Wenn ich die Angehörigen frage, wer zu Hause die Überweisung von Rechnungen übernimmt oder die Steuererklärung macht, lautet die Antwort häufig, dass dies »schon länger« der:die gesunde Partner:in erledigt. Ich weiß, dass sie erst auf meine Nachfrage begreifen, dass die Information relevant ist. Man möchte halt lange nicht genau hinsehen.

Wenn die Patientinnen und Patienten die Überforderung selbst spüren, geben sie diese Aufgabenbereiche gern an den Partner oder die Partnerin ab, dem oder der sie vertrauen. Problematisch sind die Fälle, in denen die betroffene Person keine Einsicht in die eigenen Fehlentscheidungen oder Überforderungen hat und Käufe tätigt, die ihr und ihrer Familie finanziellen Schaden verursachen. Dann ist es nötig, die Geschäftsfähigkeit offiziell begutachten zu lassen und eine ärztliche Einschätzung einzuholen. Wenn eine Person unter gesetzlicher Betreuung steht, wie im Fall von Harald, kann das Betreuungsgericht einen sogenannten Einwilligungsvorbehalt anordnen. Das bedeutet, dass die betreute Person bestimmte Rechtsgeschäfte nur mit der Zustimmung des Betreuers abschließen darf. Ziel ist es, Fehlentscheidungen und deren oft schwerwiegende Konsequenzen zu vermeiden.

Dieser Einwilligungsvorbehalt ist auch bei Harald von besonderer Bedeutung, da er dazu beiträgt, weitere Schulden zu verhindern und finanzielle Risiken zu minimieren. Er dient nicht nur dem Schutz des betreuten Menschen, sondern auch dazu, dessen Vermögen und Lebensgrundlage zu sichern. Gleichzeitig schafft er klare Regeln und gibt allen Beteiligten Sicherheit im Umgang mit rechtlichen und finanziellen Angelegenheiten.

Egal ob Vorsorgevollmacht, Patientenverfügung oder Regelungen einer möglichen rechtlichen Betreuung – so schwer ein Gespräch über diese Themen auch sein mag, so wichtig ist es, um Ihnen und Ihrer Familie beziehungsweise Ihren engsten Bezugspersonen Sicherheit und Klarheit zu geben für den Fall, dass einem oder einer von Ihnen etwas zustößt. Ich wünsche Ihnen, dass sich diese Sicherheit für Sie größer anfühlt als die Angst vor einer Auseinandersetzung mit Krankheit und Tod. Regeln Sie, was Sie regeln können. Indem Sie Ihre Wünsche und Entscheidungen festhalten, entlasten Sie Ihre Liebsten und geben ihnen Orientierung, wenn es darauf ankommt. Es ist ein mutiger Akt der Fürsorge, der zeigt, wie sehr Sie an die denken, die Ihnen wichtig sind.

Epilog I: Hoffnung säen, Mut ernten

Ich sitze an meinem Schreibtisch und die Sonne wärmt durchs Fenster mein Gesicht. Ich denke über die Geschichten nach, die ich gerade aufgeschrieben habe, und sehe gleichzeitig mein fast 20 Jahre jüngeres Ich vor mir – das Ich, das von einem Moment auf den anderen damit konfrontiert worden war, seine an Demenz erkrankte Oma zu begleiten. Damals wusste ich nichts, aber auch gar nichts über Demenz und wurde völlig unvorbereitet in die Rolle der pflegenden Angehörigen katapultiert. Ich habe meine Oma so sehr geliebt. Ich wollte es gut machen. Ich wollte ihr Lebensqualität erhalten und ich wollte, dass sie sich sicher und geborgen fühlt. Trotzdem konnte ich nicht verhindern, dass sie unglücklich war. Sie war von Anfang an ständig getrieben von diffusen, nicht greifbaren Ängsten, die sie nicht mehr verbalisieren oder kontrollieren konnte. Selbst ihre Söhne waren ihr durch die Demenz fremd geworden, in jedem Winkel des Pflegeheims, indem sie lebte, suchte sie unentwegt nach vertrauten Personen und fand sie doch nie.

Vielleicht waren mein Bruder und ich die einzigen Familienmitglieder, die sie noch als solche erkannte und wahrnahm. Dementsprechend war ich dann auch fast der einzig mögliche Adressat für ihre Wut und ihre Trauer. Sie machte mir mit Gesten und ihren eingeschränkten sprachlichen Restmöglichkeiten täglich große Vorwürfe, dass ich sie dort ließ. Dass ich ihr nicht ermöglichte, mit nach Hause zu fahren. Mein schlechtes Gewissen war schlimm und immer, bevor ich vom Gelände des Pflegeheims fuhr, weinte ich im Auto bittere Tränen der Scham und Hilflosigkeit.

Natürlich hatte ich zunächst versucht, sie gemeinsam mit meiner Familie zu Hause zu pflegen. Doch Oma benötigte rund um die Uhr Begleitung, und wir konnten diese intensive Betreuung nicht ausreichend gewährleisten: Jeder Gang in die Küche endete damit, dass sie den Herd einschaltete und Plastikboxen als Töpfe benutzte, die unter bestialischem Gestank auf den heißen Platten schmolzen. Sie fand ihr Badezimmer nicht mehr und wanderte ziellos durch das Haus, um in jedem Zimmer zu urinieren. Die Treppen wurden zur Gefahr, da sie nicht mehr verstand, dass sie sich am Geländer festhalten musste, um nicht zu stürzen – und dennoch wollte sie ständig die Etagen wechseln. Die Nächte verliefen ähnlich, denn meine Oma schlief gefühlt nie.

So mussten wir uns irgendwann schweren Herzens für einen Umzug in eine stationäre Pflegeeinrichtung entscheiden. Einen Umzug, den sie nicht mehr verstand, in ein Haus, das sie nie als Zuhause erlebte, umgeben von Menschen, die ihr nicht geheuer waren. Es war schwer. Verdammt schwer. Ich hatte damals keine Ansprechpartner, um über herausfordernde Situationen zu sprechen oder meinen Kummer zu teilen. Ich fühlte mich vollkommen alleingelassen und hätte doch so dringend Vorbilder gebraucht, die mir ein wenig Hoffnung schenken.

Genau das sollen meine Geschichten nun leisten. Sie sollen uns vom Lebensmut erzählen, den es braucht, um an ein gutes Leben mit Demenz glauben zu können, selbst in Situationen, die ausweglos erscheinen. Sie sollen uns Menschen und Gegebenheiten näherbringen, die uns Vorbild und Inspiration sein können.

Ich glaube, hätte ich damals solche Geschichten als pflegende Angehörige gelesen, hätten sie Hoffnung und Zuversicht in mir gesät. Sie hätten mich handlungsfähiger fühlen lassen und mich gleichzeitig in meiner Überforderung aufgefangen und verstanden. Es ist völlig okay, wenn auch Sie in manchen Situationen keinerlei Ahnung haben, wie Sie sich richtig verhalten können. Auch nach vielen Jahren in meiner Tätigkeit als Demenzexpertin lerne ich noch jeden Tag dazu. Vielleicht wird das immer so sein – und diese Gewissheit schenkt mir Frieden. Ich darf Fehler machen. Sie dürfen Fehler machen.

Es ist nicht immer leicht, optimistisch zu bleiben. Ich glaube, das ist jedem Menschen klar, der mit Demenzerkrankungen umgeht. Es gibt so viele Unwägbarkeiten für Betroffene und Angehörige. Da geht es beispielsweise um einen Mangel an Ansprechpartnern für akute medizinische Fragen. Um das subjektive Gefühl von Angehörigen, alleingelassen zu sein, selbst wenn sie an unserem Versorgungssystem andocken. Denn ein individuelles Case Management, die individuelle Versorgung, ist nicht für jeden Einzelfall möglich, Betreuungsangebote für Erkrankte sowie Entlastungsangebote für Angehörige müssen häufig mühsam selbst gesucht werden. Es geht um die finanzielle Belastung und die damit verbundenen existenziellen Ängste von Angehörigen, wenn Pflegeleistungen die Ersparnisse aufzehren. Es geht um mangelndes Wissen über Demenz in der Allgemeinbevölkerung. Es geht um lange Wartelisten in Tagespflegeeinrichtungen und stationären Pflegeheimen, überforderte ausländische Betreuungspersonen in der häuslichen 24-Stunden-Pflege und um überlastete Pflegedienste. Es sind so viele Herausforderungen, dass man sie gar nicht mehr vollständig zu greifen vermag.

Umso wichtiger ist es, dem Thema Demenz mit Mut und Offenheit zu begegnen. Lassen Sie uns alle zu Demenz-Expert:innen werden, die so sicher und einfühlsam wie möglich mit den damit verbundenen Herausforderungen umgehen können. Im Anschluss finden Sie eine Zusammenfassung einiger Punkte, die ich als besonders wissenswert empfinde – eine Art Handreichung für den Alltag, die Ihnen Orientierung und Unterstützung bieten soll.

Egal, ob als Angehörige:r oder als Betroffene:r: Haben Sie MUT, sich mit der Erkrankung auseinanderzusetzen. Haben Sie MUT, offen mit ihr umzugehen. Lassen Sie uns gemeinsam Teil eines gesamtgesellschaftlichen Enttabuisierungsprozesses sein, der den Erkrankten die Scham nimmt und ihnen neue Zuversicht schenkt. Haben Sie MUT, Hilfe anzubieten und anzunehmen – denn es ist kein Zeichen von Schwäche, die Hand auszustrecken. Haben Sie MUT, Menschen mit Demenz bedingungslos und liebevoll zu begleiten. Haben Sie MUT, ihnen immer auf Augenhöhe zu begegnen. Haben Sie MUT, bedürfnisorientiert zu sein: Suchen Sie stets nach individuellen Lösungen für individuelle Herausforderungen. Und haben Sie MUT, die Rechte von Menschen mit Demenz und ihrer Angehörigen einzufordern.

Dann wird es wahr: Lebensmut trotz(t) Demenz!

Epilog II: Handreichung Demenz

Der erste Verdacht – Jetzt nicht aufgeben!

Stellen Sie sich vor, Sie hätten anhaltende, starke Knieschmerzen. Sie würden sich wahrscheinlich Gedanken über die Ursachen machen, denn Sie wissen, dass diese sehr vielfältig sein können. Von Meniskusschäden über Arthrose bis hin zu Schleimbeutelentzündungen, von Sehnenentzündungen oder Fehlstellungen bis hin zu Kreuzbandrissen zum Beispiel. Die genaue Ursache herauszufinden, wäre der erste Schritt zur richtigen Behandlung. Sie würden erst einmal bei Ihrem:Ihrer Hausärzt:in vorstellig werden und sich dort eine Überweisung zu einem:einer Fachärzt:in holen. Richtig?

Erlauben Sie mir die etwas provokative Behauptung, dass Demenz eine ähnlich unspezifische Begrifflichkeit darstellt wie Knieschmerzen. Knieschmerzen beschreiben Symptome. Demenz ebenfalls. Demenz bedeutet, dass ein Abfall der geistigen Leistungsfähigkeit im Sinne von Gedächtnisstörungen, Konzentrations- und Aufmerksamkeitsdefiziten und weiteren Einschränkungen des Denkvermögens vorliegt. Mehr nicht. Die Ursachen herauszufinden und die Symptomatik fachärztlich differenziert untersuchen zu lassen, sollte Standard sein. Weil unterschiedliche Demenzen unterschiedlich behandelt werden, wie Knieschmerzen eben auch. Dennoch kommt es nicht selten vor, dass Hausärzt:innen gerade bei hochbetagten Menschen einen demenziellen Prozess zwar dokumentieren, jedoch keine weiteren notwendigen Untersuchungen veranlassen, um den geistigen Abbau genauer einzuordnen. Im Arztbrief steht dann lediglich »Verdacht auf Demenz«. Das war's. Etwa 40 Prozent der Demenzdiagnosen in Deutschland werden in hausärztlichen Praxen gestellt, davon bleiben über 50 Prozent unspezifisch.[50] Häufig setzen die Ärzt:innen dann zur Behandlung auf eines der wenigen bei Demenz zugelassenen Medikamente und schicken die Familien nach Hause.

Ich wünsche mir, dass wir das ändern. Um die hausärztlichen Kolleg:innen zu entlasten und den Betroffenen besser gerecht werden zu können. Der wichtigste Schritt, wenn Sie jemanden mit Demenz begleiten, ist, dass Sie so viel Wissen wie möglich über die Erkrankung erwerben. Ich möchte Sie stärken, damit sie gut argumentieren können: gegenüber nahestehenden erkrankten Menschen, die sich weigern, zum Arzt zu gehen und gegenüber Ihren Ärzt:innen. Bestehen Sie auf einer differenzierten Abklärung. Ich erkläre Ihnen nun, warum dies sinnvoll ist.

Demenz hat viele Gesichter

Ein Abbau der geistigen Leistungsfähigkeit, den wir als Demenz bezeichnen, wird in den meisten Fällen durch Erkrankungen des Gehirns verursacht, allerdings können auch gesundheitliche Störungen in anderen Bereichen des Körpers demenzähnliche Symptome hervorrufen, wie beispielsweise Stoffwechselerkrankungen, Mangelzustände oder Infektionen. Je nach Ursache gibt es dann unterschiedliche Verläufe und Behandlungsmöglichkeiten. Manche der demenziellen Entwicklungen können rückgängig gemacht werden, die meisten jedoch nicht – aber die Geschwindigkeit des Verlaufs lässt sich beeinflussen. Man ist einer Demenzerkrankung nicht komplett hilflos ausgeliefert.

Hat ein kognitiver Abbau seinen Ursprung tatsächlich im Gehirn, wird dies als »primäre Demenzerkrankung« klassifiziert und ist in 60 bis 80 Prozent der Fälle als Alzheimer-Krankheit einzuordnen (Alzheimer's disease, AD).[51] Weltweit sind etwa 50 Millionen Menschen betroffen, im Jahr 2050 werden es voraussichtlich etwa 152 Millionen Patienten sein.[52] Sie gehört zu den sogenannten neurodegenerativen Erkrankungen, was bedeutet, dass Nervenzellen im Gehirn nach und nach und in immer größerem Ausmaß zugrunde gehen. Da unser Gehirn unser Denken, Handeln und Wahrnehmen steuert, verlieren Patient:innen mit zunehmender Schwere der Erkrankung immer mehr Fähigkeiten. Dies betrifft sowohl geistige Funktionen wie Gedächtnis und Entscheidungsfähigkeit als auch motorische Fähigkeiten und die Fähigkeit zur Selbstversorgung. Die Ursachen für die Alzheimer-Demenz sind noch nicht vollständig verstanden, wir wissen aber, dass die Nervenzellen infolge von klumpigen Eiweißablagerungen innerhalb und außerhalb der Zellen absterben.[53]

Andere neurodegenerative Demenzformen können mit anderen Eiweißablagerungen assoziiert sein und beginnen in anderen Hirnregionen. Dementsprechend haben nicht alle Patient:innen mit einer fortschreitenden, durch Nervenzellsterben verursachten Demenz Gedächtnisstörungen. Je nachdem, welche Hirnregionen hauptsächlich betroffen sind, können unterschiedliche Symptome im Vordergrund stehen. Wenn zum Beispiel das Stirnhirn betroffen ist, können Persönlichkeitsveränderungen und Verhaltensauffälligkeiten dominieren, bei Schädigungen im Schläfenlappen eher Sprachstörungen auftreten. Dies bezeichnen wir als Frontotemporale Demenz (FTD), und die Betroffenen erkranken meist schon vor dem 65. Lebensjahr.[54] Demenz muss also nicht immer eine Erkrankung in hohem Alter sein.

Auch Bewegungsstörungen können Teil einer Demenzerkrankung sein. Die Lewy-Body-Demenz ist die zweithäufigste Form der neurodegenerativen Demenzen bei älteren Menschen und zeichnet sich durch komplexe Veränderungen aus, die sie von anderen Demenzformen deutlich unterscheiden: Betroffene erleben starke Schwankungen in ihrer geistigen Leistungsfähigkeit. Sie können in einem Moment klar denken und kommunizieren, während sie im nächsten verwirrt und desorientiert wirken. Häufig treten detaillierte visuelle Halluzinationen auf, ebenso wie spezielle Schlafstörungen, etwa lebhafte Träume, die von unkontrollierten Bewegungen begleitet werden. Zusätzlich gehen mit dieser Demenzform Bewegungsstörungen einher, die typischen Parkinson-Symptomen ähneln, wie Verlangsamung der Bewegungen, Zittern (Tremor) und Muskelsteifigkeit.[55] Die Parkinson-Erkrankung selbst kann auch von einer Demenz begleitet sein: die Parkinson-Demenz (PDD) tritt bei 30 bis 40 Prozent der Parkinson-Patient:innen auf und geht mit einer deutlichen Verlangsamung einher, Gedächtnisdefiziten, visuell-räumlichen sowie Aufmerksamkeitsstörungen. Die Betroffenen verlieren häufig jegliche Fähigkeit zu Spontaneität, Motivation und Antrieb.[56]

Atypische Parkinsonerkrankungen wie die Progressive Supranukleäre Blickparese (PSP) oder das Kortikobasale Syndrom (CBS) sind ebenfalls fortschreitende Hirnerkrankungen, die mit spezifischen Bewegungsstörungen und kognitiven Beeinträchtigungen einhergehen. Sie zählen zum Formenkreis der Frontotemporalen Demenzen (FTD) beziehungsweise der Frontotemporalen Lobärdegeneration (FTLD, bezeichnet die Hirnregionen, die bei diesen Erkrankungen betroffen sind), weswegen diese häufig gemeinsam auftreten.

Neben den Demenzformen, die mit einem fortschreitenden Nervenzellsterben einhergehen, gibt es auch eine relativ häufig vorkommende Demenzform, die durch Durchblutungsstörungen im Gehirn verursacht wird: die Vaskuläre Demenz. Ursachen dafür können jahrelanger Bluthochdruck, ein zu hoher Cholesterinspiegel, schlecht eingestellter Diabetes mellitus oder ein ungesunder Lebensstil sein. Diese Faktoren schädigen auf Dauer die Gefäße, fördern die Bildung von Ablagerungen in den Arterien und beeinträchtigen so die Durchblutung des Gehirns. Solche Schäden lassen sich durch eine gesunde Lebensweise und eine gute medizinische Betreuung teilweise verhindern oder zumindest hinauszögern.

Die geistige Leistungsfähigkeit kann aber auch ohne primäre hirnorganische Ursache leiden. Die Störungen sind dann eine Folge anderer Grunderkrankungen und deshalb in einigen Fällen gut behandelbar, werden sie rechtzeitig entdeckt. Schwer depressive Patient:innen klagen beispielsweise häufig über Konzentrationsschwierigkeiten, Vergesslichkeit oder Wortfindungsstörungen. Diese Symptome können sich zurückbilden, sobald die Depression erfolgreich behandelt wird.

Chronische Lebererkrankungen können kognitive Beeinträchtigungen verursachen, weil die Leber potenziell toxische Substanzen nicht mehr aus dem Blut filtern kann. Reichern sich diese an, können sie über die Blutgefäße ins Gehirn gelangen und dort die Funktion von Nervenzellen beeinträchtigen. Auch ein schwerer, dauerhafter Mangel an Vitamin B1 kann eine Demenz bedingen, die besonders häufig bei alkoholkranken Personen auftritt: das Wernicke-Korsakoff-Syndrom. Ebenso führen schwere Infektionskrankheiten wie die Sepsis nicht selten zu demenzähnlichen Symptomen. Es gibt viele Beispiele systemischer Erkrankungen, von Mangelzuständen oder toxischen Prozessen, welche zwar nicht direkt im Gehirn verortet sind, aber sekundär das Gehirn und somit die geistige Leistungsfähigkeit in Mitleidenschaft ziehen.

Demenz umfasst also eine Vielzahl von Krankheiten, die nur dann näher eingeordnet werden können, wenn eine differenzierte ärztliche Abklärung erfolgt.

Ärztliche Abklärung

Eine differenzierte ärztliche Abklärung von fortschreitenden Gedächtnisstörungen und anderen Symptomen eines geistigen Leistungsabfalls, die über einen längeren Zeitraum beobachtet werden, ist immer sinnvoll. Die hausarztzentrierte Versorgung in Deutschland bietet zahlreiche Vorteile, insbesondere für chronisch kranke und ältere Patienten. Die Hausärztinnen und Hausärzte kennen die Krankengeschichte, haben die gesamte gesundheitliche Situation einer Person im Blick. Und genießen ein Vertrauensverhältnis – es trägt dazu bei, dass die Patient:innen empfohlene Therapien besser einhalten. Deshalb ist es richtig, dass Sie bei fortschreitenden kognitiven Beeinträchtigungen erst einmal Ihre:n Hausärzt:in aufsuchen. Er:sie kann mittels eines kurzen Demenz-Screening-Tests feststellen, ob wirklich Anzeichen einer Demenz vorliegen, und sollte Sie dann an eine:n fachärztliche:n Kolleg:in weiterverweisen, um den Ursachen auf den Grund zu gehen und eine bestmögliche Therapiestrategie zu entwickeln. Eine differenzierte Demenzdiagnostik wird in Deutschland von Neurolog:innen und Psychiater:innen abgedeckt, darüber hinaus gibt es zahlreiche spezialisierte Gedächtnisambulanzen. Eine Übersicht finden Sie beispielsweise auf der Internetseite des Vereins Deutsches Netzwerk Gedächtnisambulanzen (DGN).[57]

Eine gründliche Diagnostik erfordert die Kombination verschiedener Untersuchungsmethoden. Dazu gehören:

- Anamnesegespräch: Mit der betroffenen Person und den Angehörigen werden Symptome, der Verlauf, die medizinische Vorgeschichte und mögliche familiäre Häufungen von Demenzerkrankungen erfasst. Der Einbezug der Angehörigen ist besonders wichtig, da die Erkrankten selbst die Veränderungen oft nicht in vollem Umfang wahrnehmen.

- Neurologische und körperliche Untersuchung: Sie ermöglicht einen allgemeinen Überblick über den Gesundheitszustand einschließlich Funktionen des Nervensystems, der Motorik und Muskelkraft, Sensibilität, Koordination und des Kreislaufsystems.
- Ausführliche neuropsychologische Untersuchung: Hier werden verschiedene Bereiche der geistigen Leistungsfähigkeit detailliert überprüft – wie Langzeitgedächtnis, Kurzzeitgedächtnis, Aufmerksamkeit, planerische Fähigkeiten und Sprache. (Kurztests wie der Uhrentest oder der Mini Mental Status Test (MMST) reichen in der Regel nicht aus.) Die Ergebnisse werden mit Personen gleichen Alters und Bildungsstands verglichen und auf Auffälligkeiten geprüft.
- Blutuntersuchung: Sie dient dem Ausschluss reversibler Ursachen wie etwa Vitaminmangel, Schilddrüsenstörungen oder Infektionen.
- Untersuchung des Nervenwassers (Liquorpunktion oder auch Lumbalpunktion): Sie dient ebenfalls dem Ausschluss beispielsweise von Entzündungsprozessen, aber auch der Messung von Proteinen, die auf eine Alzheimer-Demenz hinweisen können. Diese Lumbalpunktion ist von unschätzbarem Wert in der Demenzdiagnostik, wird dennoch immer wieder von Patient:innen abgelehnt, weil die Vorstellung, dass eine Nadel in den Rückenmarkskanal eingeführt wird, vielen Menschen Angst macht. Sprechen Sie mit Ihrer behandelnden Ärztin oder Ihrem behandelnden Arzt. Sie oder er kann Ihnen helfen, Ihre Ängste zu lindern.
- Bildgebende Verfahren wie die Magnetresonanztomografie (MRT) oder die Positronen-Emissions-Tomografie (PET): MRT-Aufnahmen werden genutzt, um detaillierte Bilder des Gehirns zu erstellen und so Veränderungen sichtbar zu machen, wie zum Beispiel den Verlust von Nervenzellen,

Durchblutungsstörungen oder strukturelle Anomalien. Bei fortschreitenden Demenzerkrankungen wie der Alzheimer-Demenz wird der Nervenzellverlust dadurch ersichtlich, dass bestimmte Hirnregionen schrumpfen. Flüssigkeitsgefüllte Bereiche ohne Hirnmasse nehmen durch die Erkrankung mehr und mehr Raum ein und können in MRT-Aufnahmen gut dargestellt werden. Vaskuläre Demenzen zeigen sich in den Aufnahmen durch helle oder dunkle Flecken im Gehirn. Für eine Abgrenzung zu anderen Erkrankungen, die ähnliche Symptome verursachen können, werden individuell weitere Untersuchungen herangezogen. Die Positronen-Emissions-Tomografie (PET) wird beispielsweise genutzt, um Stoffwechselvorgänge im Gehirn bildlich darzustellen. Sie kann zeigen, wie aktiv bestimmte Hirnregionen arbeiten, indem sie den Verbrauch von Zucker misst (die sogenannte FDG-PET).
- Genetische Untersuchung: In bestimmten Fällen, wenn beispielsweise eine Frontotemporale Demenz (FTD) im Raum steht oder wenn eine Alzheimer-Demenz sehr früh auftritt, kann es hilfreich sein, eine genetische Untersuchung zu veranlassen. Dafür erfolgt zuerst eine ausführliche humangenetische Beratung zum Für und Wider einer solchen Untersuchung, bevor dann eine Blutprobe im Labor auf bestimmte genetische Veränderungen (Mutationen) untersucht wird.

Sind alle notwendigen Untersuchungen durchgeführt, trägt der:die behandelnde Fachärzt:in alle Ergebnisse zusammen und stellt am Ende – mit einem gewissen Grad an Sicherheit – eine Diagnose. Da eine hirnbedingte Demenz per Definition fortschreitend ist, kann es notwendig sein, bestimmte Untersuchungen nach einem gewissen Zeitraum (in der Regel sechs bis zwölf Monate) zu wiederholen, um den Fortschritt der Erkrankung zu beurteilen und die Diagnose anhand dieses Kriteriums zu bestätigen.

Kurzer Exkurs: Wenn Betroffene eine Untersuchung ablehnen

Viele Familien stehen zu Beginn der Erkrankung vor der Herausforderung, dass die Betroffenen sich weigern, zum Arzt zu gehen. Es tut ihnen weh, sich bewusst mit einem möglichen Abbau der geistigen Leistungsfähigkeit auseinanderzusetzen, viele schämen sich und haben große Angst, dass Untersuchungen eine Diagnose nach sich ziehen könnten. Liegt eine demenzielle Entwicklung vor, haben die Patient:innen vielleicht schon gar keine Ressourcen mehr, ihre Situation richtig einzuschätzen. Hier müssen wir als gesunde Angehörige unterstützen, indem wir mit viel Geduld, aber auch Bestimmtheit, begleiten. Eine ärztliche Untersuchung ist alternativlos.

Vermeiden Sie in der Kommunikation das Wort Demenz, wenn Sie wissen, dass dieses negativ besetzt ist. Um Ängste nicht noch zu schüren, kann es hilfreich sein, von einem »neurologischen Check-up« zu sprechen. So wie wir zur Darmkrebs- oder Brustkrebsvorsorge gehen, so ist auch ein solcher Check-up ab einem gewissen Alter sinnvoll. Bitten Sie die Ärztin oder den Arzt ebenfalls um einen sensiblen Umgang mit der betroffenen Person. Ärzt:innen, die Demenzpatient:innen betreuen, kennen das Problem und haben Skills, eine vertrauensvolle Beziehung aufzubauen. Kündigen Sie den Termin nicht lange vorher an. Dies führt nur dazu, dass die betreffende Person sich in Gedankenschleifen und Ängsten verliert, welche sie nicht kontrollieren kann. Je kurzfristiger der Termin geplant ist, desto einfacher wird es. Auch kann es hilfreich sein, jemanden von außen einzubeziehen, vor welchem der:die Betroffene sichtlich Respekt hat. Dies kann ein:e Freund:in, ein:e Bekannte:r oder aber auch der:die Hausärzt:in sein. Sollte ein Arztbesuch weiterhin nicht möglich erscheinen, sprechen Sie bitte mit dem:der Hausärzt:in und suchen eine Beratungsstelle für pflegende Angehörige auf, um weitere Lösungswege zu erfahren.

Erste Schritte nach der Diagnose

Nach der Diagnosestellung einer Demenzerkrankung beginnt ein neuer Lebensabschnitt. Die Konfrontation mit einer chronischen, fortschreitenden Erkrankung stellt eine große Herausforderung dar, die erst einmal vor allem mental bewältigt werden muss. Angst vor Krankheit und die oft erschreckenden Vorstellungen von Demenz sind allgegenwärtig. Jetzt gilt es, den Mut aufzubringen, sich dieser Realität zu stellen und daran zu glauben, dass auch mit Demenz Alltag gestaltet werden kann, der Sie als Familie trägt.

Der erste und wichtigste Schritt auf diesem Weg ist es, sich Wissen über die Erkrankung anzueignen und sich über Entlastungsmöglichkeiten zu informieren. Irgendwann wird es Ihr Unterstützungsnetzwerk sein, das Sie davor bewahren soll, in der Begleitung und Pflege an Ihre Grenzen zu stoßen und überfordert zu werden. Organisationen wie die Deutsche Alzheimer Gesellschaft und ihre mehr als 130 regionalen Mitgliedsgesellschaften sowie die Verbände der Freien Wohlfahrtspflege, konkret die Arbeiterwohlfahrt, der Caritasverband, die Paritätische, das Deutsche Rote Kreuz, die Diakonie und die Zentralwohlfahrtsstelle der Juden in Deutschland, bieten eine Vielzahl von Dienstleistungen, die auf die Bedürfnisse von Betroffenen und deren Familien abgestimmt sind.

Niedrigschwellig sind erst einmal digitale Angebote, um sich über die Erkrankung zu informieren und sich schulen zu lassen. Viele Alzheimer Gesellschaften bieten beispielsweise »Demenz Partner«-Schulungen an, ein Kompaktkurs online oder in Präsenz, um über Demenz aufzuklären.[58] Viele Organisationen stellen regelmäßig Online-Vorträge zu einer Vielzahl an Themen rund um Pflege und Demenz bereit, auch zu selteneren Demenzformen. Der Verein Desideria Care hat sich gar auf digitale Angebote für pflegende Angehörige spezialisiert und bietet neben Angehörigenseminaren, Familiencoachings und Angehörigengruppen auch die von mir geleitete Online-Demenzsprechstunde »Frag nach Demenz«.[59]

Vereinbaren Sie bitte so früh wie möglich einen Termin in einer Demenz-Beratungsstelle, um sich aufklären zu lassen, wie es nun für Sie und Ihre Familie weitergehen kann. Viele Angehörige wissen zunächst nicht, wie sie solche Stellen finden können – was vollkommen verständlich ist, da man sich mit diesem Thema meist erst dann auseinandersetzt, wenn es akut wird. Beratungsstellen können in Ihrer Region an eine regionale Alzheimer Gesellschaft geknüpft sein, an einen Freien Wohlfahrtsverband oder an Ihre Gemeinde beziehungsweise Ihr Landratsamt. Sie können die Beratungsstellen in Ihrem Ort, Ihrer Region über gängige Suchmaschinen im Internet finden, oder Ihre:n Hausärzt:in fragen.

Häufig ist es hilfreich, auf die Internetseiten Ihrer Gemeinde, Ihrer Stadt oder Ihres Landratsamts zu gehen, die immer auch Angebote für Alter und Pflege ausweisen. Das können Seniorenfachstellen, Seniorenbüros oder Seniorenbeauftragte sein, Pflegestützpunkte oder Fachstellen für pflegende Angehörige. Ergänzend sind die Pflegekassen wichtige Ansprechpartner. Sie sind gesetzlich verpflichtet, Pflegeberatung anzubieten. Diese umfasst auch Informationen zu Demenz und Unterstützungsmöglichkeiten.

In der Beratung werden Ihnen regionale Angebote vorgestellt, und Sie erhalten wichtige Informationen darüber, welche Schritte nach einer Diagnose zu beachten und zu regeln sind. Dazu gehören auch Themen wie rechtliche und finanzielle Aspekte, beispielsweise die Erstellung einer Vorsorgevollmacht, die Beantragung eines Pflegegrads oder andere finanzielle Hilfen.

Es ist empfehlenswert, eine Beratungsstelle aufzusuchen, selbst wenn Sie noch keine unmittelbare Unterstützung benötigen. Eine frühzeitige Orientierung hilft Ihnen, im Bedarfsfall schnell und unkompliziert handeln zu können. Lieber frühzeitig vorbereitet sein, als später in einer akuten Situation wertvolle Zeit zu verlieren!

Ärztliche Weiterbetreuung und Therapie

Es ist wichtig, dass Sie die Möglichkeit haben, regelmäßig bei einer Ärztin oder einem Arzt vorstellig zu werden. Wünschenswert wäre eine fachärztliche Betreuung bei einer Demenzspezialistin oder einem Demenzspezialisten. Demenzerkrankungen sind dynamisch, der Zustand der Patient:innen verändert sich stetig – was immer wieder neue Symptome zur Folge hat. Gerade psychiatrische Auffälligkeiten wie Depression, Ängste, innere Unruhe oder Schlafstörungen sollten mit Expert:innen besprochen werden. Auch Halluzinationen und wahnhafte Veränderungen können bei Demenzerkrankungen auftreten, und die Betroffenen sind diesen schutzlos ausgeliefert. Es gehört zur Fürsorgepflicht der betreuenden Personen, das Wohlbefinden der Patient:innen so gut wie möglich zu fördern. In vielen Fällen ist deshalb der Rat eines Arztes oder einer Ärztin unerlässlich.

Der Einsatz von Psychopharmaka kann Unbehagen auslösen, was verständlich ist. Versuchen Sie, Vertrauen zu haben und die Gabe, sollte sie notwendig werden, engmaschig ärztlich überwachen zu lassen, denn Dosierung und Notwendigkeit sollten regelmäßig geprüft werden. Bestehen Sie darauf. Medikamente können helfen, dass sich die Erkrankten besser entspannen können, befreit werden von wahnhaften Gedanken und Sinneswahrnehmungen. Doch sollte ihr Einsatz auch wirklich indiziert sein. Manche Psychopharmaka lösen auf Dauer Bewegungsstörungen aus und erhöhen das Sturzrisiko. Statt sie zu vermeiden, werden sie leider noch oft verschrieben. Meiner Meinung nach ist immer auch eine nicht-medikamentöse Behandlung und eine Bewertung des Settings wichtig. Ist der Alltag beispielsweise durch aggressive Durchbrüche eines:einer Patient:in belastet, muss auch nach möglichen situativen, auslösenden Faktoren gesucht werden. Medikamente können unterstützen, aber genauso wichtig ist es, die Alltagssituation so anzupassen, dass sich der:die Patient:in sicher und wohl fühlen kann.

Nicht nur psychiatrische Veränderungen, auch körperliche Symptome sind Begleiterscheinungen von Demenzerkrankungen. Einige Menschen entwickeln parkinsonähnliche Bewegungsstörungen, die mit Muskelsteifigkeit einhergehen, während andere zunehmend gebrechlich werden. Beide Zustände erhöhen das Risiko von Stürzen erheblich. Darüber hinaus kann es zu Schluckstörungen kommen, was die Gefahr von Lungenentzündungen birgt. Auch sind epileptische Anfälle mögliche Begleiterscheinungen der zunehmenden demenzbedingten Hirnschädigungen. Es gibt also viele Gründe, einen regelmäßigen ärztlichen Ansprechpartner zu haben.

Während der Behandlungserfolg der wenigen Arzneimittel, die bei der Alzheimer-Demenz zugelassen sind, den wissenschaftlichen Auswertungen nach begrenzt ist, sind nicht medikamentöse Therapien für mich persönlich Goldstandard. Durch regelmäßiges Training können wir unser Gehirn fordern wie ein Sportler seine Muskulatur – immer mit dem Ziel, die vorhandenen Ressourcen bestmöglich zu stärken und den Status quo zu stabilisieren. Hierfür stehen uns verschiedenste Methoden zur Verfügung. In der Ergotherapie werden Alltagskompetenzen auf dem individuellen Niveau geübt und gestärkt. Bei einer Demenzerkrankung können unterschiedliche therapeutische Maßnahmen dazu beitragen, den Krankheitsverlauf positiv zu beeinflussen und das Wohlbefinden zu stärken. Ergotherapie kann dauerhaft verordnet werden, um Alltagsfähigkeiten zu erhalten. Logopädie ist bei

Sprachstörungen von großer Bedeutung und sollte selbst dann noch versucht werden, wenn die sprachlichen Fähigkeiten bereits stark eingeschränkt sind.

Darüber hinaus können weitere Therapieansätze wie Bewegungs-, Kunst- oder Musiktherapie individuell auf die Bedürfnisse und Interessen der Betroffenen abgestimmt und in den Alltag integriert werden. Alles, was das Wohlbefinden stärkt und Freude bereitet, ist sinnvoll und förderlich. Auch im häuslichen Umfeld lassen sich Aktivitäten einbinden, die den demenzbedingten Abbauprozess verlangsamen können. Zu den bestuntersuchten und effektivsten Maßnahmen zählen regelmäßige Bewegung sowie kognitives Training, das geistige Fähigkeiten fordert, ohne zu überfordern. Wichtig ist, dass die Aktivitäten Spaß machen und individuell angepasst sind, um Motivation und Teilnahmebereitschaft zu fördern.

Sollten Sie individuelle Heilversuche mit experimentellen Behandlungsverfahren versuchen wollen, so bitte ich Sie, diese nur unter strenger ärztlicher Aufsicht und nach gründlicher Beratung in Betracht zu ziehen. Die Wirksamkeit und Sicherheit solcher Methoden sind oft nicht ausreichend belegt, und kommerzielle Interessen sollten nicht im Vordergrund stehen.

Menschen mit Demenz verstehen lernen

Wir alle wissen, dass eine Demenzerkrankung mit einem Rückgang der geistigen Leistungsfähigkeit einhergeht. Doch es ist entscheidend zu erkennen, dass sich das Denken und Erleben der Betroffenen in einer Weise verändert, die weit über eine zunehmende Vergesslichkeit oder Orientierungsprobleme hinausgeht. Menschen mit Demenz nehmen ihre Umwelt anders wahr als wir. Sie können Geräusche, Orte oder Situationen nicht mehr eindeutig zuordnen. Das kann sie verwirren und sich bedrohlich anfühlen. Das Verständnis dieser veränderten Wahrnehmung ist zentral, damit Sie empathisch und angemessen reagieren können.

Auch der zunehmende Gedächtnisverlust, der gerade bei der Alzheimer-Demenz im Mittelpunkt der Symptomatik steht, bedarf Ihres Verständnisses. Während frischere beziehungsweise jüngere Erinnerungen aufgrund der fortschreitenden Hirnschädigung nicht mehr richtig abgespeichert werden können und schnell verloren gehen, bleiben weiter zurückliegende Ereignisse und tiefe Gedächtnisspuren aus der eigenen Biografie lange erhalten. Besonders prägende oder emotionale Erlebnisse sind deshalb oft gut abrufbar. Dies erklärt, warum Betroffene manchmal in der Vergangenheit leben und Schwierigkeiten haben, zwischen der aktuellen Realität und Erinnerungen aus früheren Zeiten zu unterscheiden.

Der Umgang mit einer an Demenz erkrankten Person wird Ihnen umso leichter fallen, je besser Sie verstehen, warum sie sich so verhält, wie sie es tut. Wenn es Ihnen gelingt, ruhig, geduldig und zugewandt zu bleiben, selbst wenn ihr Verhalten ungewohnt oder unerwartet ist, werden Sie feststellen, dass auch sie darauf positiv reagieren kann. Solche Momente können das Vertrauen stärken und für beide Seiten mehr Harmonie im Alltag schaffen. Ich skizziere Ihnen hier ein paar grundlegende Prinzipien im Umgang mit Menschen mit Demenz:

- Wiederholungen und Missverständnisse gehören zum Alltag. Versuchen Sie geduldig zu bleiben und vermeiden Sie Diskussionen und Korrekturen. Beantworten Sie Fragen auch mehrmals, denn eine Person mit Demenz glaubt jedes Mal, dass es das erste Mal sei, dass sie die Frage stelle.
- Zeigen Sie Empathie. Versuchen Sie, sich in ihre Gefühlswelt hineinzuversetzen, um sie besser verstehen zu können, und seien Sie mitfühlend und liebevoll.

- Schaffen Sie Routinen. Feste Tagesabläufe geben Menschen mit Demenz Sicherheit und Orientierung und reduzieren Stress und Unruhe.
- Sprechen Sie in klaren, kurzen Sätzen. Geben Sie eindeutige Handlungsanweisungen, um Überforderung und Missverständnisse zu vermeiden. Mimik, Gestik und Körperhaltung können da helfen. Ein Lächeln oder eine beruhigende Berührung kann Vertrauen schaffen.
- Wirkt ein Mensch mit Demenz sehr unruhig und gar aggressiv auf Sie, versuchen Sie sich bewusst zu machen, dass er gerade eine innere Not empfindet, die er weder reflektieren noch klar kommunizieren kann. Die Emotionen überwältigen ihn und lassen ihn hilflos reagieren. Häufig steckt hinter diesem Verhalten eine tiefe Angst, Überforderung oder das Gefühl, in einer für ihn unverständlichen Situation gefangen zu sein. Diese Gefühle führen dazu, dass er sich nicht anders zu helfen weiß, als seine Verzweiflung oder seinen Unmut auf diese Weise auszudrücken.
- Wenn ein Thema immer wiederkehrt und er sich von bestimmten Gedanken nicht lösen kann, versuchen Sie, ihn abzulenken oder das Thema positiv aufzunehmen, statt es zu beenden.

Grundsätzlich gilt: Gestalten Sie Ihre Beziehung so, dass sie von Verständnis, Geduld und Wertschätzung geprägt ist, und schaffen Sie ein Umfeld, das der Person mit Demenz ein Gefühl von Sicherheit und Wohlbefinden vermittelt. Versuchen Sie nicht, richtiges Verhalten zu erzwingen oder zu korrigieren. Stattdessen sollten Sie sich bemühen, in ihre Wahrnehmung und ihr Erleben einzutauchen und sie liebevoll darin zu begleiten. Schaffen Sie sich aber auch unbedingt Freiräume, um für sich selbst zu sorgen, denn Sie brauchen viel Kraft.

Entlastungsmöglichkeiten für Angehörige

Das Leben ändert sich grundlegend, wenn man mit einem Menschen mit Demenz zusammenlebt, ihn begleitet und Verantwortung für ihn übernimmt. Es liegt in der Natur der Sache, dass mit der Zeit mehr Unterstützung nötig wird, damit er seinen Alltagstätigkeiten nachgehen kann. Und selbst wenn Familie und Freunde sich einbringen, muss auch das erst einmal organisiert werden. Teilhabe ist keine Selbstverständlichkeit – sie muss den Erkrankten aktiv ermöglicht werden. Die begleitenden Angehörigen müssen dafür ihr eigenes Leben immer mehr nach den Bedürfnissen des:der Patient:in ausrichten und eigene Lebensvorstellungen hintanstellen.

Sie laufen Gefahr, sich zu isolieren, denn der Zeitaufwand für Betreuung und Pflege ist enorm. Wenn im sozialen Umfeld das Verständnis für die Veränderungen fehlt, wenn Freund:innen und Bekannte sich zurückziehen, lässt das viele Familien vereinsamen. Und wenn es dann noch an Unterstützung mangelt, fühlen sie sich zwangläufig überfordert und überlastet. Deshalb ist es wichtig, dass pflegende Angehörige sich frühzeitig ein Netzwerk aufbauen, das ihnen Freiräume ermöglicht – ohne schlechtes Gewissen und ohne ständige Sorge um das erkrankte Familienmitglied.

Um Unterstützung im persönlichen Umfeld zu erhalten, ist es wünschenswert, offen und offensiv mit der Erkrankung umzugehen und aktiv um Hilfe zu bitten. Viele Menschen ziehen sich von an Demenz erkrankten Freund:innen und Kolleg:innen zurück – vielleicht, weil sie unsicher sind, wie sie mit der Situation umgehen sollen, Angst haben, etwas falsch zu machen, oder weil sie davor zurückschrecken, Verantwortung zu übernehmen. Bemühen Sie sich darum, Kontakte aufrechtzuerhalten und wachsen Sie gemeinsam in diese neue Situation hinein. Und scheuen

Sie sich nicht, um Hilfe zu bitten. Die wenigsten Menschen bieten Unterstützung von sich aus an, was jedoch nicht bedeutet, dass sie nicht da sind, wenn Sie sie brauchen. Oft sind sie bereit zu helfen, wissen aber vielleicht nicht, wie oder ob ihre Hilfe gewünscht ist.

Neben dem persönlichen Umfeld sind professionelle Angebote wertvoll, da sie vorausschauend planbar sind und von Menschen umgesetzt werden, die für die Begleitung von Menschen mit Demenz geschult sind. Dazu zählen:

- Ehrenamtliche Helferkreise, wie Nachbarschaftshilfevereine und Alltagsbegleiter, bieten niederschwellige, stundenweise Unterstützung und Gesellschaft, wenn Angehörige nicht anwesend sein können.
- Betreuungsgruppen und Tagespflegeangebote schaffen zusätzlichen zeitlichen Freiraum für die Familien und ermöglichen den Betroffenen soziale Einbindung und eine strukturierte Tagesgestaltung.
- Ambulante Pflegedienste können pflegerische Aufgaben wie die Körperpflege übernehmen.
- Haushaltshilfen können bei alltäglichen Aufgaben im Haushalt unterstützen, wie zum Beispiel beim Saubermachen, Kochen oder Wäschewaschen.
- Kurzzeitpflege bedeutet eine vorübergehende stationäre Pflege, zum Beispiel während eines Urlaubs oder bei Krankheit der pflegenden Angehörigen.

Entlastungsangebote erleichtern das Zusammenleben mit den Erkrankten erheblich, doch oft reichen sie allein nicht aus, um den betreuenden Angehörigen dabei zu helfen, ihren Frieden mit den veränderten Rollen in der Beziehung zu finden, Konflikte im Umgang mit der veränderten Gedanken- und Erlebenswelt der Betroffenen zu lösen oder chronische Erschöpfung auszugleichen. Es bedarf zusätzlich emotionaler Unterstützung und professioneller Begleitung. Besonders wertvoll finde ich:

- Angehörigengruppen, in denen jeder die Chance hat, sich in einem geschützten Rahmen mit Menschen auszutauschen, bei denen keine Erklärungen nötig sind. Sie haben ähnliche Sorgen und Herausforderungen und können sich gegenseitig wertvolle Ratschläge im Umgang damit geben. Außerdem fördern diese Gruppen die Selbstpflege: Wenn der eigene Lebensalltag auf die Bedürfnisse eines kranken Familienmitglieds ausgerichtet ist, geben Gesprächsgruppen wertvolle Impulse, sich selbst nicht aus den Augen zu verlieren und auf die eigene Gesundheit zu achten.

Eine der größten Herausforderungen im Umgang mit Menschen mit Demenz besteht darin, diesen stets empathisch zu begegnen, selbst wenn sie sich schwierig verhalten. Es kann helfen, sich auch hier schulen und unterstützen zu lassen, gerade wenn alte innerfamiliäre Beziehungskonflikte einen wertschätzenden Umgang erschweren. Ich erlebe es immer wieder, dass Angehörige sich verletzt fühlen, wenn Patient:innen in bestimmten Situationen irrational negativ reagieren. Diese Ablehnung nicht persönlich zu nehmen und »Werkzeuge« zu haben, um die Erkrankten trotzdem bestmöglich begleiten zu können, kann Gegenstand eines Coachings oder psychotherapeutischer Interventionen sein.

Den Alltag so zu gestalten, dass Betroffene gut versorgt und Angehörige ausreichend entlastet werden, ist ein zentrales Thema für ein gutes Leben mit Demenz. Doch das Leben bestand vor der Erkrankung oft aus mehr als nur Alltag.

- Auch Urlaube sind ein wichtiger Bestandteil unseres Lebens, und es gibt inzwischen demenzsensible Reiseangebote, die es ermöglichen, gemeinsam wertvolle Erholungsmomente zu erleben. Spezialisierte Hotels und Ferienanlagen bieten barrierefreie Räume und eine übersichtliche Umgebung. Geschulte Betreuungskräfte helfen bei der Tagesgestaltung, Freizeitprogramme ermöglichen Teilhabe von Betroffenen und Angehörige profitieren von kleinen Wellness-Auszeiten und vom Austausch mit anderen pflegenden Angehörigen. Einen umfangreichen Überblick über solche Angebote hat beispielsweise die Deutsche Alzheimer Gesellschaft zusammengestellt.[60]

Früh betroffen: Demenz vor dem 65. Lebensjahr

Demenz ist den meisten Menschen als Erkrankung in hohem Lebensalter bekannt, jedoch sind in Deutschland schätzungsweise mehr als 100 000 Betroffene unter 65 Jahren[61], was etwa acht Prozent aller Demenzfälle ausmacht.[62] Die häufigsten Ursachen dieser als Young-Onset Dementia (YOD) bezeichneten Formen sind neurodegenerative Erkrankungen im Sinne einer Alzheimer-Demenz oder einer Frontotemporalen Demenz (FTD).[63] Erstere präsentiert sich bei jüngeren Patient:innen in bis zu zwei Dritteln der Fälle mit atypischen Symptomen. Das bedeutet, dass weniger Gedächtnisstörungen im Vordergrund stehen, sondern beispielsweise die Verarbeitung von visuellen Informationen gestört ist und es zu Problemen beim Sehen und Wahrnehmen von Dingen kommt, obwohl die Augen gesund sind: Die Augen nehmen die Bilder zwar auf, aber das Gehirn hat Schwierigkeiten, diese richtig zu »verstehen«. Erkrankte haben dann oft Probleme, Entfernungen richtig einzuschätzen oder sich gut zu orientieren. Diese Sonderform der Alzheimer-Demenz wird als Posteriore Kortikale Atrophie (PCA) bezeichnet. Eine weitere Sonderform, die häufig bei jüngeren Patient:innen auftritt, ist die Logopenische Variante der Primär Progredienten Aphasie (lvPPA). Hier leiden die Betroffenen zu Beginn vor allem unter ausgeprägten Wortfindungsstörungen. Diese Form überschneidet sich mit den Frontotemporalen Demenzen (FTD), welche die zweithäufigste Demenzform vor dem 65. Lebensjahr darstellen und mit fortschreitenden Verhaltensauffälligkeiten und/oder Sprachstörungen einhergehen.

Auch wenn Demenzen bei älteren Menschen deutlich häufiger sind, macht der Anteil an Patient:innen unter 65 Jahren bis zu einem Drittel der Fälle in Gedächtnissprechstunden aus.[64] Nehmen Sie, wenn möglich, eine solche Gedächtnissprechstunde in Anspruch, denn dieses spezialisierte medizinische Angebot ermöglicht es, kognitive Beeinträchtigungen gezielt und umfassend abzuklären, besonders, wenn der Verdacht auf eine seltenere Demenzform besteht. Wenn eine FTD vermutet wird, erwägen Sie die Anbindung an eine Spezialsprechstunde für diese Erkrankung. Eine Übersicht der bundesweiten (zugegebenermaßen rar gesäten) FTD-Ambulanzen finden Sie beispielsweise auf der Internetseite der Deutschen Gesellschaft für Frontotemporale Degeneration (www.dgftd.de).

Versuchen Sie, so viele Informationen wie möglich über die Erkrankung zu erhalten. Nutzen Sie hierfür Vortrags- und Schulungsangebote von Demenz-Expert:innen und vermeiden Sie eine ausschließliche Eigenrecherche im Internet. Die Gefahr ist groß, dass Sie eher schockiert als gestärkt werden. Die Deutsche Alzheimer Gesellschaft und ihre Regionalverbände halten regelmäßig Vorträge zum Thema, speziell für die FTD bietet der Verein WohlBEDACHT (www.wohlbedacht.de) eine Online-Schulung für Angehörige. Weitere Informationen erhalten Sie auch hierfür auf www.dgftd.de.

Ist die erkrankte Person berufstätig, braucht es eine besondere Achtsamkeit. Kann sie ihre Arbeit noch zufriedenstellend erfüllen? Gibt es Anzeichen von Überforderung oder passieren Fehler ohne ein Bewusstsein für die Störung? Wie ist das Verhältnis zur Arbeitgeber:in? Wäre ein offenes Gespräch möglich, um die Situation zu erklären und gemeinsam nach Lösungen zu suchen, die eine zeitnahe Freistellung oder Kündigung vermeiden könnten? Es ist auch wichtig, zu eruieren, wie die betroffene Person selbst zu ihrem Arbeitsverhältnis steht und mit den täglichen Aufgaben zurechtkommt.

Um Möglichkeiten für den weiteren Verbleib im Beruf auszuloten, halte ich eine Beratung durch die Ergänzende unabhängige Teilhabeberatung (EUTB) für sinnvoll. Dabei handelt es sich um ein bundesweites Beratungsangebot für Fragen rund um Arbeit, Bildung, Wohnen, Assistenz und Rehabilitation, das Menschen mit Behinderung, von Behinderung bedrohte Menschen und ihre Angehörigen unterstützt. Auch wenn Beratende oft wenig Erfahrung mit jungen Demenzpatient:innen haben, lohnt es sich, das Angebot in Anspruch zu nehmen. Junge Menschen mit Demenz gelten rechtlich als Menschen mit Behinderung, und sie haben Anspruch auf Leistungen zur Teilhabe – unabhängig von der Ursache der Behinderung.

Gerne möchte ich Sie ermutigen, sich mit anderen Betroffenen beziehungsweise Angehörigen zu vernetzen. Gerade bei seltenen Erkrankungen, zu denen Young Onset Dementias zählen, fehlen vielfach regionale Entlastungsangebote. Deshalb ist die ortsunabhängige Vernetzung mit anderen Familien eine wertvolle Ergänzung zu den meist weniger spezialisierten lokalen Demenz-Angeboten. Speziell für die FTD gibt es eine Reihe von Angehörigengruppen, teilweise auch online. Eine Übersicht bietet beispielsweise die Deutsche Alzheimer Gesellschaft.

Bleiben Sie mit Ihren Sorgen und Nöten nicht allein. Wenn das Wort Schwarmintelligenz irgendwo besonders sinnvoll ist, dann bei seltenen Erkrankungen. Der Austausch mit anderen Angehörigen ist von unschätzbarem Wert, selbst für uns Experten. Ich erhalte regelmäßig sehr nützliche Hinweise von den pflegenden Angehörigen meiner FTD-Patienten, etwa zu aktuellen FTD-spezifischen Veranstaltungen, Betreuungsangeboten oder Pflegeeinrichtungen, die besonders FTD-sensibel sind. Nutzen auch Sie das Wissen und die Erfahrungen anderer Betroffener!

Wenn die Pflege zu Hause an Grenzen stößt

Viele Angehörige, die einen demenzerkrankten Menschen begleiten und pflegen, stoßen irgendwann an ihre Belastungsgrenze. Es ist entscheidend, diese frühzeitig zu erkennen und bewusst wahrzunehmen. Sie zu ignorieren, löst das Problem nicht, sondern schiebt es auf und verschlimmert es mitunter sogar. Sprechen Sie in Ihrer Familie frühzeitig darüber, was Sie tun wollen, sollte die Pflege zu Hause nicht mehr gelingen – um Streit zu vermeiden und im Fall der Fälle handlungsfähig zu sein. Versuchen Sie anzunehmen, dass Sie vielleicht Entscheidungen treffen müssen, die Ihr erkranktes Familienmitglied vor seiner demenziellen Entwicklung nicht gewollt hätte. Die wenigsten von uns würden aus voller Überzeugung sagen, dass sie gerne mal in ein Pflegeheim gehen würden, oder? Das heißt aber nicht, dass wir es dort nicht guthätten, sollte es einmal dazu kommen. Gerade Menschen mit Demenz profitieren häufiger als man denkt von der in Pflegeheimen gelebten Gemeinschaft und der Betreuung durch gut geschultes Personal – selbst, wenn sie sich das vor ihrer Erkrankung nicht hätten vorstellen können.

Informieren Sie sich über die verschiedenen Wohnformen für Menschen mit Demenz in Ihrem Umfeld und nehmen Sie sich die Zeit, sie persönlich zu besichtigen. Pflegeheime gibt es flächendeckend in Deutschland, und in immer mehr Regionen kommen auch Demenz-Wohngemeinschaften hinzu. Diese bieten eine familiäre Atmosphäre für kleinere Personengruppen und legen Wert darauf, die pflegenden Angehörigen in den Alltag einzubeziehen. Die Bewohner:innen werden ermutigt, so viele Haushaltstätigkeiten wie möglich selbst zu übernehmen, um ihre vorhandenen Ressourcen und Fähigkeiten zu erhalten und zu fördern. Im Vergleich zu stationären Pflegeeinrichtungen ist die Tagesstruktur in solchen Wohngemeinschaften in der Regel flexibler, und die Bewohner:innen können aktiv ihren Alltag mitgestalten.

Wenn der Allgemeinzustand der Erkrankten es erlaubt und sie noch weitgehend selbstständig handeln, könnte eine betreute Wohneinrichtung ein geeignetes Wohnkonzept sein – zumindest für eine gewisse Zeit. In solchen Einrichtungen leben die Mieter:innen in ihrer eigenen Wohnung, oft in speziell gestalteten Wohnanlagen. Unterstützt wird nur bei Bedarf, etwa bei der Haushaltsführung, bei Behördengängen oder in Fragen der medizinischen Versorgung. Die individuellen Bedürfnisse stehen im Mittelpunkt. Häufig gibt es auch Gemeinschaftsaktivitäten, bei denen die Bewohner:innen soziale Kontakte knüpfen und pflegen können. Besonders interessant für Menschen mit fortschreitenden Erkrankungen könnte ein betreutes Wohnen sein, das bereits an eine stationäre Pflegeeinrichtung angegliedert ist. Solche Konzepte sind häufig und ermöglichen einen relativ flexiblen Umgang mit zunehmenden Einschränkungen. Wenn es ihnen schlechter geht, können die Bewohner:innen innerhalb der Einrichtung das Zimmer wechseln, was auch für die Angehörigen ein gewisses Maß an Sicherheit bedeutet.

Sollte ein Auszug aus den eigenen vier Wänden nicht infrage kommen, kann eine 24-Stunden-Pflege zu Hause eine Lösung sein. Der größte Vorteil liegt auf der Hand: Die an Demenz erkrankte Person bleibt in ihrer vertrauten Umgebung. Beachten Sie jedoch, dass auch eine 24-Stunden-Pflegekraft ein Recht hat auf

Ruhepausen und nicht 24 Stunden am Stück verfügbar ist. Außerdem wechseln die Pflegepersonen in der Regel alle drei Monate, was Menschen mit Demenz verwirren und überfordern kann. Die Sprachbarriere bei osteuropäischen Pflegekräften könnte die Situation erschweren.

Letztlich zeigt nur der Weg, den Sie einschlagen, ob er der richtige ist – denn erst die gelebte Erfahrung offenbart, ob die getroffene Entscheidung Ihrem erkrankten Menschen die Geborgenheit und Lebensqualität schenkt, die er verdient.

Haben Sie Mut, Entscheidungen zu treffen.

Haben Sie den Mut, diese noch mal zu revidieren, sollte es sich nicht gut anfühlen. Nachjustieren ist immer möglich.

Sie legen fest, welcher Weg gegangen werden soll. Ich wünsche Ihnen von Herzen, dass Sie sich dabei stets handlungsfähig fühlen.

Nachwort

Liebe Leser:innen,

die Auseinandersetzung mit dem gesellschaftlich und für unser aller Leben so bedeutenden Thema Demenz, die Begleitung eines erkrankten Menschen sowie die Arbeit mit Patient:innen und ihren Zugehörigen – all das ist voller Herausforderungen. Doch ich bin der festen Überzeugung, dass es auch die Chance birgt, unsere Menschlichkeit, unsere Resilienz und unsere Fähigkeit zur Nächstenliebe ganz neu zu entdecken.
Ich wollte diese Geschichten für Sie aufschreiben, um zu zeigen, dass Lebensmut trotz Demenz kein Widerspruch ist, sondern ein Beweis dafür, wie viel Kraft und Schönheit auch in den schwierigsten Momenten des Lebens liegen kann. Es sind die kleinen Momente der Verbundenheit und der Liebe, die mir immer wieder zeigen, dass auch inmitten von Verlust und Veränderung Hoffnung und Perspektiven gedeihen können. Lassen Sie uns mutig bleiben, die Würde und den Wert jedes Menschen zu bewahren und den Lebensmut immer wieder neu zu finden – für unsere Angehörigen, für uns selbst und für eine Gesellschaft, die dem Leben in all seinen Facetten Raum gibt.
Ich wünsche Ihnen alles Liebe auf Ihrem ganz eigenen Weg,

Ihre Sarah Straub

Danksagung

Aus tiefstem Herzen möchte ich meinem Verlag Kösel für das entgegengebrachte Vertrauen danken – stellvertretend Julia Sterthoff für die wertschätzende Zusammenarbeit sowie Kathrin Sabeth Ohl für die inspirierenden Anregungen und das große Feingefühl für meine Arbeit. Danke für Ihr aufmerksames Zuhören und Ihre kluge Begleitung auf meinem Weg, dieses Herzensprojekt umzusetzen.

Danke an Gerhard Plachta – du hast mir mit deinem Zuspruch immer das Vertrauen gegeben, mich als Autorin zu begreifen. Das bedeutet mir viel.

Danke an Thomas Schmitz – für deine Hilfsbereitschaft und dein Interesse an meinem Tun.

Danke an mein Team, meine Freund:innen und Wegbegleiter für eure Zeit, euer Interesse und eure Freude daran, meine Arbeit sichtbar zu machen, besonders Andreas Fuchs, Stefan Loeffler, Sabrina Müller, Zeljko Uzelac.

Danke an meine Familie, dass ich auch eine ganz persönliche Geschichte erzählen durfte: mein Mann Stefan und Nina, euch ist das Kapitel über Hans gewidmet. Eure Liebe zu ihm und euer Dasein haben mich über all die Jahre seiner Erkrankung tief berührt.

Mein besonderer Dank gilt all den Personen, deren Begegnungen mit mir den Ausgangspunkt für dieses Buch bildeten – und die mich jeden Tag aufs Neue motivieren, mein Bestes zu geben in der Begleitung von Menschen mit Demenz und ihren Angehörigen. Sie kennenzulernen und von ihnen lernen zu dürfen, erfüllt mich mit großer Dankbarkeit. Persönlich erwähnen möchte ich Volkmar, der als selbst Betroffener auf entwaffnend mutige und offene Weise mit mir gesprochen hat – und mir nicht nur ein Buchkapitel, sondern auch seine Freundschaft geschenkt hat. Ich danke dir, mein lieber Volkmar.

Zuletzt möchte ich Ihnen danken, liebe Leserinnen und Leser. Danke, dass Sie gelesen, mitgefühlt und mitgedacht haben. Ihre Aufmerksamkeit macht einen wertvollen Unterschied auf dem so wichtigen Weg zu einer demenzsensiblen Gesellschaft.

Glossar – Die wichtigsten Begriffe im Überblick

Alzheimer-Demenz

Ist die häufigste Form der Demenz und entsteht durch einen fortschreitenden Verlust von Nervenzellen im Gehirn. Sie beginnt meist im höheren Lebensalter – in der Regel ab dem 65. Lebensjahr – und entwickelt sich schleichend. Erste Anzeichen sind Gedächtnis- und Orientierungsstörungen. Im weiteren Verlauf treten Sprachprobleme, Einschränkungen im Denk- und Urteilsvermögen sowie Veränderungen der Persönlichkeit auf. Mit dem Fortschreiten der Erkrankung gehen zunehmend alltagspraktische Fähigkeiten verloren, sodass Betroffene auf umfassende Unterstützung angewiesen sind.

Amyotrophe Lateralsklerose mit Frontotemporaler Demenz (ALS-FTD)

Gemeinsames Auftreten der Motoneuronerkrankung Amyotrophe Lateralsklerose (ALS) und einer Frontotemporalen Demenz (FTD). Die ALS geht mit einer zunehmenden Schädigung der Nervenzellen im Gehirn und Rückenmark einher, die für unseren Bewegungsapparat zuständig sind. Sie führt zu einem zunehmenden Muskelschwund, steigender Muskelschwäche und Muskelzuckungen. Gleichzeitig tritt bei ALS-FTD eine Demenz auf, die vornehmlich Verhaltensauffälligkeiten und/oder Sprachstörungen beinhaltet: die Frontotemporale Demenz.

Apathie

Zustand der Teilnahmslosigkeit, mangelnden Erregbarkeit und Interesselosigkeit.

Aphasie

Sprachstörung, die das Sprechen, Verstehen, Lesen oder Schreiben beeinträchtigen kann, oft verursacht durch Schädigungen im Gehirn (siehe auch Primär Progrediente Aphasie).

Atrophie (Hirnatrophie)

Schwund oder die Rückbildung von Hirngewebe infolge eines fortschreitenden Verlusts von Nervenzellen. Sie ist ein typisches Merkmal neurodegenerativer Erkrankungen wie der Alzheimer-Demenz oder der Frontotemporalen Demenz. Die Atrophie kann bestimmte Hirnregionen betreffen und mit entsprechenden Funktionsausfällen einhergehen – z. B. in den Bereichen Gedächtnis, Sprache oder Verhalten.

Atypische Parkinsonerkrankungen

Neurodegenerative Erkrankungen, die Symptome wie bei der Parkinson-Krankheit (z. B. Bewegungsverlangsamung, Muskelsteifheit, Zittern) aufweisen, sich jedoch in Verlauf, Ursache und Behandlung deutlich unterscheiden. Zu den häufigsten Formen zählen die Multisystematrophie (MSA), die Progressive Supranukleäre Blickparese (PSP) und die Kortikobasale Degeneration (CBD). Im Vergleich zur klassischen Parkinson-Krankheit sprechen atypische Parkinsonsyndrome meist weniger gut auf die Medikamente an, die zur Behandlung der Parkinson-Krankheit eingesetzt werden.

Biografiearbeit
Bezeichnet eine strukturierte Auseinandersetzung mit der Lebensgeschichte eines Menschen. Ziel ist es, vergangene Erfahrungen, Erinnerungen, Werte und Lebensumstände zu verstehen, wertzuschätzen und in den aktuellen Lebenskontext einzubeziehen. Besonders in der Pflege, Betreuung und sozialen Arbeit – etwa bei älteren Menschen oder Menschen mit Demenz – dient sie dazu, individuelle Bedürfnisse besser zu erkennen, Vertrauen aufzubauen und eine personenzentrierte Unterstützung zu ermöglichen. Sie kann im Gespräch, durch Fotos, Musik, Gegenstände oder kreative Methoden erfolgen und sowohl zur Aktivierung als auch zur emotionalen Stabilisierung beitragen.

Case Management
Koordinierte Unterstützung für Menschen mit komplexem Hilfebedarf – z. B. zur Vernetzung medizinischer, pflegerischer und sozialer Leistungen.

Eingliederungshilfe
Die Eingliederungshilfe ist eine Leistung der Sozialhilfe nach dem Sozialgesetzbuch (SGB IX und SGB XII) für Menschen mit Behinderungen oder von Behinderung bedrohte Personen. Ziel ist es, eine gleichberechtigte Teilhabe am gesellschaftlichen Leben zu ermöglichen oder zu erleichtern. Die Hilfe kann zum Beispiel Maßnahmen zur schulischen oder beruflichen Bildung, zur selbstständigen Lebensführung, zur Mobilität oder zur sozialen Integration umfassen – auch bei Demenz.

Fluordesoxyglucose-Positronen-Emissions-Tomografie (FDG-PET)
Bildgebendes Verfahren, das den Zuckerstoffwechsel im Gehirn misst, um die Aktivität verschiedener Hirnregionen darzustellen

und Demenzerkrankungen zu diagnostizieren. Wird gleichzeitig eine strukturelle Aufnahme des Gehirns gefertigt (MRT), so wird die Untersuchung FDG-PET/MRT genannt.

Frontotemporale Demenz (FTD)

Die Frontotemporale Demenz (FTD) ist – ebenso wie die Alzheimer-Demenz – eine fortschreitende Hirnerkrankung, die zu einem zunehmenden Verlust kognitiver, emotionaler und sozialer Fähigkeiten führt. Besonders herausfordernd ist, dass die Patient:innen in der Regel vor dem 65. Lebensjahr erkranken und weniger an Gedächtnisstörungen, als vielmehr an fortschreitenden Persönlichkeitsveränderungen, Verhaltensauffälligkeiten und/oder Sprachstörungen leiden.

Frontotemporale Lobärdegeneration (FTLD)

Umfasst ein Spektrum von neurodegenerativen Erkrankungen, die vorwiegend den Frontal- und Temporallappen des Gehirns betreffen. Zu ihnen zählen die Frontotemporale Demenz (FTD) sowie fortschreitende Bewegungsstörungen, die unter dem Begriff atypische Parkinsonsyndrome zusammengefasst werden.

Hippocampus

Hirnregion (Teil des Schläfenlappens), die entscheidend für Lernen und Gedächtnisbildung ist. Sie ist bei Alzheimer-Demenz früh betroffen.

Humangenetische Untersuchung

Blutuntersuchung zur Abklärung möglicher genetischer Ursachen einer Erkrankung, z. B. bei familiär gehäufter FTD.

Kognition
Bezeichnet die Gesamtheit aller mentalen Prozesse, durch die Menschen Informationen aufnehmen, verarbeiten, speichern und anwenden. Sie bildet die Grundlage für Wahrnehmung, Denken, Sprache, Lernen und Handeln

Kortikobasales Syndrom (CBS)
Seltene neurodegenerative Erkrankung, die zu Bewegungsstörungen und kognitiven Beeinträchtigungen führt; zählt zu den atypischen Parkinsonerkrankungen und FTLD. Die körperlichen Symptome sind meist asymmetrisch, das heißt, sie betreffen typischerweise eine Körperseite stärker.

Lewy-Body-Demenz
Zweithäufigste degenerative Demenzform, gekennzeichnet durch ausgeprägte Schwankungen der geistigen Leistungsfähigkeit im Tagesverlauf, visuelle Halluzinationen und Parkinson-Symptome.

Liquor (Nervenwasser, CSF)
Klare, farblose Flüssigkeit, die Gehirn und Rückenmark umgibt; In der Diagnostik neurologischer Erkrankungen, insbesondere neurodegenerativer, entzündlicher und infektiöser Erkrankungen, spielt die Liquoranalyse eine zentrale Rolle.

Logopädie
Therapie von Sprach-, Sprech-, Stimm- und Schluckstörungen.

Logopenische Variante der PPA (lvPPA)
Form der Primär Progredienten Aphasie, die hauptsächlich durch Wortfindungsstörungen gekennzeichnet ist. Betroffene entwickeln häufig bereits früh Gedächtnisstörungen und weisen alzheimertypische Veränderungen im Nervenwasser auf.

Lumbalpunktion
Entnahme von Nervenwasser (Liquor) aus dem Lendenwirbelbereich zu diagnostischen Zwecken.

Magnetresonanztomografie (MRT)
Bildgebendes Verfahren, das mithilfe von Magnetfeldern detaillierte Aufnahmen des Körpers, insbesondere des Gehirns, erzeugt.

Motoneuronerkrankung
Erkrankung der Nervenzellen, die für die Muskelsteuerung verantwortlich sind (z. B. ALS).

Neurodegenerative Erkrankung
Krankheit, die durch ein fortschreitendes Absterben von Nervenzellen im Gehirn oder Rückenmark gekennzeichnet ist, wodurch im Verlauf immer mehr körperliche und geistige Einschränkungen auftreten. Zu den neurodegenerativen Erkrankungen zählen beispielsweise die Alzheimer-Demenz oder die Frontotemporale Demenz.

Neuronale Plastizität
Fähigkeit des Gehirns, sich im Laufe des Lebens an veränderte Anforderungen anzupassen – etwa durch Lernen, neue Erfahrungen oder nach einer Schädigung. Diese Anpassungsfähigkeit bleibt grundsätzlich auch im höheren Alter oder bei Erkrankungen bestehen.

Nicht-flüssige Variante der Primär Progredienten Aphasie (nfvPPA)
Form der Frontotemporalen Demenz, bei der fortschreitende Sprachstörungen im Vordergrund stehen – insbesondere grammatikalische Fehler in Wort und Schrift, angestrengt stockendes,

wenig moduliertes Sprechen mit wechselnden Lautfehlern (Wörter werden immer wieder auf unterschiedliche Weise falsch ausgesprochen) sowie ein beeinträchtigtes Verständnis längerer, verschachtelter Sätze.

Parkinsonerkrankung

Neurodegenerative Erkrankung, die primär zu Bewegungsstörungen führt (Zittern, Muskelsteifigkeit, Verlangsamung). Nimmt im Verlauf die geistige Leistungsfähigkeit ab, spricht man von Parkinson-Demenz (PDD).

Posteriore Kortikale Atrophie (PCA)

Atypische Form der Alzheimer-Demenz, die primär die hinteren Hirnregionen betrifft und unter anderem zu Problemen bei der Orientierung im Raum, Schwierigkeiten beim Erkennen von Objekten und einer gestörten Blicksteuerung führt.

Prävention

Vorbeugende Maßnahmen, um das Risiko einer Erkrankung zu verringern. Bei Demenz zielt Prävention auf Lebensstilfaktoren wie Bewegung, Ernährung und geistige Aktivität.

Primär Progrediente Aphasie (PPA)

Gruppe von Demenzerkrankungen (Unterform der FTD), bei denen Sprachstörungen das erste und vorherrschende Symptom sind. Man unterscheidet drei Varianten: Die Nicht-Flüssige Variante der PPA (nfvPPA), die Semantische Variante der PPA (svPPA) und die Logopenische Variante der PPA (lvPPA).

Semantische Variante der Primär Progredienten Aphasie (svPPA)

Form der Frontotemporalen Demenz, bei der fortschreitende Sprachstörungen im Vordergrund stehen – insbesondere Benennstörungen und ein zunehmender Verlust des Verständnisses von Wortbedeutungen. Die Sprechmelodie bleibt flüssig und die Grammatik weitgehend erhalten. Mit dem Fortschreiten der Erkrankung werden die sprachlichen Äußerungen zunehmend inhaltsarm und sind häufig durchsetzt von Floskeln.

Teilhabe

Möglichkeit, trotz Einschränkungen aktiv am gesellschaftlichen, sozialen und kulturellen Leben teilzuhaben und mitzubestimmen.

Validation

Kommunikationsansatz in der Begleitung von Menschen mit Demenz, der darauf abzielt, deren subjektive emotionale Wirklichkeit anzuerkennen und wertzuschätzen – anstatt sie zu korrigieren oder zu hinterfragen. Im Mittelpunkt steht das Einfühlen in die Gefühlslage der betroffenen Person, unabhängig davon, ob deren Aussagen sachlich richtig sind. Ziel ist es, Vertrauen, Sicherheit und Selbstwertgefühl zu fördern sowie herausforderndem Verhalten wie Unruhe oder dauerhaft lautem Rufen und Schreien vorzubeugen.

Vaskuläre Demenz

Demenzform, die durch Durchblutungsstörungen im Gehirn entsteht, häufig nach Schlaganfällen oder bei chronischen Gefäßerkrankungen.

Verhaltensvariante der Frontotemporalen Demenz (bvFTD)
Häufigste FTD-Form, die vor allem durch starke Veränderungen im Sozialverhalten und in der Persönlichkeit geprägt ist.

Verlaufsdiagnose
Diagnose, die erst im weiteren Verlauf der Erkrankung eindeutig gestellt werden kann, wenn sich typische Merkmale deutlicher zeigen. Fortschreitende Demenzerkrankungen wie die Alzheimer-Demenz oder die Frontotemporale Demenz lassen sich häufig erst im Krankheitsverlauf verlässlicher diagnostizieren, da die Symptome zu Beginn oft unspezifisch oder nur schwach ausgeprägt sind.

Wernicke-Korsakoff-Syndrom
Ist eine Hirnschädigung infolge eines schweren Vitamin-B1-Mangels (Thiaminmangel), der insbesondere bei chronischer Alkoholabhängigkeit auftritt. Es umfasst zwei Krankheitsphasen: die akute Wernicke-Enzephalopathie und das chronische Korsakoff-Syndrom. Typisch sind schwere Gedächtnisstörungen, bei der neue Informationen nicht mehr gespeichert werden können. Charakteristisch sind zudem sogenannte Konfabulationen – das unbewusste Erfinden von Geschichten, um Erinnerungslücken zu füllen, wobei die Betroffenen selbst die Inhalte oft für real halten.

Young Carers
Kinder, Jugendliche oder junge Erwachsene, die regelmäßig Pflege- oder Unterstützungsaufgaben für ein chronisch krankes, psychisch belastetes oder pflegebedürftiges Familienmitglied übernehmen – zum Beispiel für ein Elternteil, ein Geschwisterkind oder einen Großelternteil. Ihre Aufgaben können von Haushaltsführung über emotionale Unterstützung bis hin zu körperlicher Pflege reichen. Diese jungen Menschen tragen oft früh eine hohe Verantwortung, was sich auf ihre schulische Leistung, ihre Freizeitgestaltung, ihre

psychische Gesundheit und ihre soziale Entwicklung auswirken kann. Fachkräfte in Schule, Gesundheitswesen und Sozialsystemen bemühen sich zunehmend darum, Young Carers zu erkennen und gezielt zu unterstützen.

Weblinks aus dem Buch – Kompakt zusammengestellt

1. *www.lfp.bayern.de/bayerischerdemenzfonds/* – Offizielle Initiative des Freistaats Bayern zur Förderung von Projekten, die gesellschaftliche Teilhabe von Menschen mit Demenz unterstützen.
2. *www.deine-welt-in-meiner-welt.de* – Kurzfilmreihe von Dr. Sarah Straub, die berührende Einblicke in das Leben mit Demenz bietet, zur Förderung von Verständnis und öffentlicher Wahrnehmung.
3. *https://wohlbedacht.de* – wohlBEDACHT ist ein Projekteverein für Demenzkranke und ihre Familien. Er hat in München fünf Wohngemeinschaften für Demenzkranke gegründet, und die erste Nachtpflege Deutschlands ins Leben gerufen. Der Verein unterstützt Angehörige, Ehrenamtliche und Profis aus der Pflege bundesweit, beispielsweise im Umgang mit Frontotemporaler Demenz.
4. *www.deutsche-alzheimer.de* – Die Deutsche Alzheimer Gesellschaft engagiert sich für ein besseres Leben mit Demenz, unterstützt und berät Menschen mit Demenz und ihre Familien, informiert die Öffentlichkeit über die Erkrankung und setzt sich ein für eine bessere Diagnose und Behandlung, mehr kompetente Beratung vor Ort, eine

gute Betreuung und Pflege sowie eine demenzfreundliche Gesellschaft.

5. *www.dgftd.de* – Webseite der Deutschen Gesellschaft für Frontotemporale Degeneration mit Fachinformationen und Vernetzungsmöglichkeiten für Menschen mit Frontotemporaler Demenz, deren Angehörige und Fachpersonen.
6. *www.frag-nach-demenz.de* – Online-Demenzsprechstunde von Desideria Care, einem kostenlosen, anonymen Beratungsangebot für pflegende Angehörige in Mail- und Chatformat.
7. *www.desideria.org* – Desideria, Verein zur Unterstützung und Vernetzung von Angehörigen von Menschen mit Demenz, bietet Seminare, Workshops und Begleitangebote.
8. *https://young-carers.de* – Portal mit Informationen und Hilfen speziell für junge pflegende Angehörige.
9. *www.pausentaste.de* – Projekt des Bundesfamilienministeriums mit Beratungs- und Unterstützungsangeboten für junge Pflegende.
10. *www.youngcarercoach.de* – Plattform der An Deiner Seite-Stiftung, die junge pflegende Menschen vernetzt und informiert.
11. *https://alzheimer4teachers.de* – Unterrichtsmaterial und Informationsangebote zu Demenz speziell für Lehrkräfte.
12. *www.knietzsche.com/product-page/knietzsche-und-die-demenz* – Kindgerechtes Aufklärungsprojekt über Demenz *mit Buch und Animationsfil*m.
13. *www.telefonseelsorge.de* – Telefonische und digitale Krisenberatung rund um die Uhr für Menschen in seelischen Notsituationen.
14. *www.suizidprophylaxe.de* – Fachgesellschaft zur Suizidprävention mit Informationen und Hilfsangeboten.

15. *www.verbraucherzentrale.de/patientenverfuegung-online* – Online-Service zur Erstellung einer individuellen Patientenverfügung.
16. *https://deutschesnetzwerkgedachtnisambulanzen.clubdesk.com* – Netzwerk von Gedächtnisambulanzen zur fachlichen Diagnostik von Demenzen.
17. *www.demenz-partner.de* – Eine Initiative der Deutschen Alzheimer Gesellschaft. Im Mittelpunkt steht die Aufklärung über Demenz mittels 90-minütiger Kompaktkurse, die vor Ort oder online angeboten werden. Durchgeführt werden diese von mehr als 1300 kompetenten Organisationen, Institutionen und Einzelpersonen bundesweit.
18. *www.deutsche-alzheimer.de/fileadmin/Alz/pdf/Urlaubsreisen_DAlzG.pdf* – Broschüre der Deutschen Alzheimer Gesellschaft mit betreuten Urlaubsangeboten für Menschen mit Demenz und Angehörige.
19. *www.deutsche-alzheimer.de/fileadmin/Alz/pdf/factsheets/infoblatt1_haeufigkeit_demenzerkrankungen_dalzg.pdf* – Faktenblatt zur Häufigkeit von Demenzerkrankungen in Deutschland.

Anmerkungen

1 Lagravinese, R., Liberati, P., & Resce, G. (2020). The impact of economic, social and cultural conditions on educational attainments. *Journal of Policy Modeling*. https://doi.org/10.1016/J.JPOLMOD.2019.03.007.

2 Klipker, K., Baumgarten, F., Göbel, K., Lampert, T., & Hölling, H. (2018). Mental health problems in children and adolescents in Germany. Results of the cross-sectional KiGGS Wave 2 study and trends. *Journal of Health Monitoring*, 3, 34–41. https://doi.org/10.17886/RKI-GBE-2018-084.

3 Ulep, M., Saraon, S., & McLea, S. (2021). Alzheimer disease. *Nature Reviews Disease Primers*, 7, 1. https://doi.org/10.1038/s41572-021-00275-0.

4 Pavisic, I., Nicholas, J., O'Connor, A., Rice, H., Lu, K., Fox, N., & Ryan, N. (2020). Disease duration in autosomal dominant familial Alzheimer disease. *Neurology: Genetics*, 6. https://doi.org/10.1212/NXG.0000000000000507.

5 Armstrong, R. (2014). Factors Determining Disease Duration in Alzheimer's Disease: A Postmortem Study of 103 Cases Using the Kaplan-Meier Estimator and Cox Regression. *BioMed Research International*, 2014. https://doi.org/10.1155/2014/623487.

6 Heyman, A., Peterson, B., Fillenbaum, G., & Pieper, C. (1996). The Consortium to Establish a Registry for Alzheimer's Disease (CERAD). Part XIV. *Neurology*, 46, 656–660. https://doi.org/10.1212/WNL.46.3.656.

7 Rao, R., Subramaniam, K., Gregory, J., Bredesen, A., Coward, C., Okada, S., Kelly, L., & Bredesen, D. (2023). Rationale for a Multi-Factorial Approach for the Reversal of Cognitive Decline in Alzheimer's Disease and MCI: A Review. *International Journal of Molecular Sciences*, 24. https://doi.org/10.3390/ijms24021659.

8 Barha, C.K., Falck, R.S., Best, J.R. *et al.* Reshaping the path of mild cognitive impairment by refining exercise prescription: a study protocol of a randomized controlled trial to understand the »what,« »for whom,« and

»how« of exercise to promote cognitive function. *Trials* **23**, 766 (2022). https://doi.org/10.1186/s13063-022-06699-7

9 *Portugal, E.M.; Vasconcelos, P.G.; Souza, R.; Lattari, E.; Monteiro-Junior, R.S.; Machado, S.; Deslandes, A.C. Aging process, cognitive decline and Alzheimer's disease: Can strength training modulate these responses? CNS Neurol. Disord. Drug Targets* und *Coutinho, L.A.; Leao, L.L.; Cassilhas, R.C.; de Paula, A.M.B.; Deslandes, A.C.; Monteiro-Junior, R.S. Alzheimer's disease genes and proteins associated with resistance and aerobic training: An in silico analysis. Exp. Gerontol. 2022, 168, 111 948.* 2015, 14, 1209–1213.

10 *Williams, C.L.; Tappen, R.M. Exercise training for depressed older adults with Alzheimer's disease. Aging Ment. Health 2008, 12, 72–80.*

11 *Bishir, M.; Bhat, A.; Essa, M.M.; Ekpo, O.; Ihunwo, A.O.; Veeraraghavan, V.P.; Mohan, S.K.; Mahalakshmi, A.M.; Ray, B.; Tuladhar, S.; et al. Sleep Deprivation and Neurological Disorders. Biomed Res. Int. 2020, 2020, 5 764 017.*

12 Ferini-Strambi, L. (2022). Sleep disorders and increased risk of dementia. *European Journal of Neurology*, 29, 3484–3485. https://doi.org/10.1111/ene.15562.

13 *Justice, N.J. The relationship between stress and Alzheimer's disease. Neurobiol. Stress 2018, 8, 127–133.*

14 Lauenroth, A., Ioannidis, A., & Teichmann, B. (2016). Influence of combined physical and cognitive training on cognition: a systematic review. *BMC Geriatrics*, 16. https://doi.org/10.1186/s12877-016-0315-1.

15 Kheirouri, S., & Alizadeh, M. (2021). MIND diet and cognitive performance in older adults: a systematic review. *Critical Reviews in Food Science and Nutrition*, 62, 8059–8077. https://doi.org/10.1080/10408398.2021.1925220.

16 Akbar, Z., Fituri, S., Ouagueni, A., Alalwani, J., Sukik, A., Al-Jayyousi, G., Bassil, M., & Tayyem, R. (2023). Associations of the MIND Diet with Cardiometabolic Diseases and Their Risk Factors: A Systematic Review. *Diabetes, Metabolic Syndrome and Obesity*, 16, 3353–3371. https://doi.org/10.2147/DMSO.S427412.

17 www.lfp.bayern.de/bayerischerdemenzfonds/

18 Die Filme sind kostenlos verfügbar unter www.deine-welt-in-meiner-welt.de

19 http://blog.berckholtz-ka.de/?p=147 (abgerufen am 09.11.2024)

20 https://wohlbedacht.de (abgerufen am 09.11.2024)

21 www.deutsche-alzheimer.de

22 www.dgftd.de

23 Andrade-Guerrero, J., Santiago-Balmaseda, A., Jeronimo-Aguilar, P., Vargas-Rodríguez, I., Cadena-Suárez, A., Sánchez-Garibay, C., Pozo-Molina, G., Méndez-Catalá, C., Cárdenas-Aguayo, M., Díaz-Cintra, S., Pacheco-Herrero, M., Luna-Muñoz, J., & Soto-Rojas, L. (2023). Alzheimer's Disease:

An Updated Overview of Its Genetics. *International Journal of Molecular Sciences*, 24. https://doi.org/10.3390/ijms24043754.

24 Greaves, C., & Rohrer, J. (2019). An update on genetic frontotemporal dementia. *Journal of Neurology*, 266, 2075–2086. https://doi.org/10.1007/s00415-019-09363-4.

25 Bir, S., Khan, M., Javalkar, V., Toledo, E., & Kelley, R. (2021). Emerging Concepts in Vascular Dementia: A Review. *Journal of stroke and cerebrovascular diseases: the official journal of National Stroke Association*, 30 8, 105 864. https://doi.org/10.1016/j.jstrokecerebrovasdis.2021.105864.

26 White, L., Liu, C., Montine, K., Launer, L., Edland, S., & Montine, T. (2017). IMPAIRMENTS OF MOTOR FUNCTION AS CORRELATES OR HARBINGERS OF DEMENTIA IN THE HONOLULU-ASIA AGING STUDY. *Alzheimer's & Dementia*, 13. https://doi.org/10.1016/j.jalz.2017.06.1088 und Jaramillo, C., Trujillo, M., & Bernal, J. (2023). Deep learning based normative models identify structures that become abnormal with Alzheimer's disease. *Alzheimer's & Dementia*, 19. https://doi.org/10.1002/alz.075865.

27 www.frag-nach-demenz.de

28 www.desideria.org/

29 Zuidema, S., Koopmans, R., & Verhey, F. (2007). Prevalence and predictors of neuropsychiatric symptoms in cognitively impaired nursing home patients. Journal of Geriatric Psychiatry and Neurology, 29, 41–49. Doi: 10.1177/0891988706292762

30 James, I. A., Jackman, L., Reichelt, K., Howarth, A., Crooks, M., Sells, D., & Hughes, J. (2017). Understanding behaviour in dementia that challenges, 2nd ed. London: Jessica Kingsley Publishers.

31 Kipfer, S., Imhof, L., & Koppitz, A. (2016). Inclusion of the personal biography in daily care – a qualitative study / Einbezug der Biographie in den Pflegealltag – eine qualitative Studie. *International Journal of Health Professions*, 3, 216–226. https://doi.org/10.1515/ijhp-2016-0016.

32 www.wochenblatt-dlv.de/dorf-familie/familie/kinder-schatten-mama-papa-schwerkrank-572113 (abgerufen am 14.11.2024)

33 Weitere Informationen und Hilfen finden Sie z. B. unter https://young-carers.de, www.pausentaste.de oder www.youngcarercoach.de (abgerufen am 09.11.2024)

34 www.aerzteblatt.de/archiv/200819/Junge-Pflegende-Eine-massive-Ueberforderung (abgerufen am 09.11.2024)

35 www.desideria.org/angebote-fuer-angehoerige/die-demenz-buddies (abgerufen am 16.11.2024)

36 https://alzheimer4teachers.de (abgerufen am 16.11.2024)

37 www.knietzsche.com/product-page/knietzsche-und-die-demenz

38 https://alzheimerundwir.com/kinder-alzheimer-fragen-buecher/kinderbuecher-alzheimer/ (abgerufen am 16.11.2024)

39 Hedna, K., Sigström, R., Johnell, K., & Waern, M. (2023). Determinants of suicidal behavior in dementia: A Swedish national register-based study. *International psychogeriatrics*, 1–12. https://doi.org/10.1017/S1041610223000583.

40 Alipour-Haris, G., Armstrong, M., Sullivan, J., Suryadevara, U., Rouhizadeh, M., & Brown, J. (2022). Suicidal Ideation and Suicide-Attempt-Related Hospitalizations among People with Alzheimer's Disease (AD) and AD-Related Dementias in the United States during 2016–2018. *Journal of Clinical Medicine*, 11. https://doi.org/10.3390/jcm11040943.

41 Hartmann, J., Förstl, H., & Kurz, A. (2009). Suizid bei beginnender Demenz Medizinische und ethische Fragen. *Zeitschrift für medizinische Ethik*, *55*(4), 343–350. https://doi.org/10.14623/zfme.2009.4.343-350

42 Diehl-Schmid, J., Jox, R., Gauthier, S., Belleville, S., Racine, E., Schüle, C., Turecki, G., & Richard-Devantoy, S. (2017). Suicide and assisted dying in dementia: what we know and what we need to know. A narrative literature review. *International Psychogeriatrics*, 29, 1247–1259. https://doi.org/10.1017/S1041610217000679.

43 Feil, N., de Klerk-Rubin, V. (2023). Validation: Ein Weg zum Verständnis verwirrter alter Menschen. Deutschland: Ernst Reinhardt Verlag.

44 Richard, N. (2014). Integrative Validation nach Nicole Richard: wertschätzender Umgang mit demenzerkrankten Menschen. Deutschland: [C. Richard].

45 https://de.statista.com/themen/11652/gesundheit-im-alter/#topicOverview (aufgerufen am 22.12.2024)

46 Hajek, A., Lehnert, T., Wegener, A., Riedel-Heller, S., & König, H. (2018). Do Individuals in Old Age Prepare for the Risk of Long-Term Care? Results of A Population-Based Survey in Germany. *International Journal of Environmental Research and Public Health*, 15. https://doi.org/10.3390/ijerph15102189.

47 www.bundesgesundheitsministerium.de/patientenverfuegung.html

48 www.bmj.de/DE/themen/vorsorge_betreuungsrecht/vorsorgevollmacht/vorsorgevollmacht_node.html

49 https://www.bpb.de/kurz-knapp/lexika/lexikon-der-wirtschaft/19499/geschaeftsfaehigkeit/#

50 Eichler, T., Thyrian, J., Hertel, J., Köhler, L., Wucherer, D., Dreier, A., Michalowsky, B., Teipel, S., & Hoffmann, W. (2014). Rates of formal diagnosis in people screened positive for dementia in primary care: results of the DelpHi-Trial. *Journal of Alzheimer's disease: JAD*, 42 2, 451–8. https://doi.org/10.3233/JAD-140354.

51 (2020). 2020 Alzheimer's disease facts and figures. *Alzheimer's & Dementia*, 16. https://doi.org/10.1002/alz.12068.

52 Breijyeh, Z., & Karaman, R. (2020). Comprehensive Review on Alzheimer's Disease: Causes and Treatment. *Molecules*, 25. https://doi.org/10.3390/molecules25245789.

53 Goedert, M., & Spillantini, M. (2006). A Century of Alzheimer's Disease. *Science*, 314, 777–781. https://doi.org/10.1126/SCIENCE.1132814.

54 (2015). Frontotemporal dementia. *The Lancet*, 386, 1672–1682. https://doi.org/10.1016/S0140-6736(15)00461-4.

55 McKeith, I., Boeve, B., Dickson, D., Halliday, G., Taylor, J., Weintraub, D., Aarsland, D., Galvin, J., Attems, J., Ballard, C., Bayston, A., Beach, T., Blanc, F., Bohnen, N., Bonanni, L., Bras, J., Brundin, P., Burn, D., Chen-Plotkin, A., Duda, J., El-Agnaf, O., Feldman, H., Ferman, T., Ffytche, D., Fujishiro, H., Galasko, D., Goldman, J., Gomperts, S., Graff-Radford, N., Honig, L., Iranzo, Á., Kantarci, K., Kaufer, D., Kukull, W., Lee, V., Leverenz, J., Lewis, S., Lippa, C., Lunde, A., Masellis, M., Masliah, E., McLean, P., Mollenhauer, B., Montine, T., Moreno, E., Mori, E., Murray, M., O'Brien, J., Orimo, S., Postuma, R., Ramaswamy, S., Ross, O., Salmon, D., Singleton, A., Taylor, A., Thomas, A., Tiraboschi, P., Toledo, J., Trojanowski, J., Tsuang, D., Walker, Z., Yamada, M., & Kosaka, K. (2017). Diagnosis and management of dementia with Lewy bodies. *Neurology*, 89, 88–100. https://doi.org/10.1212/WNL.0000000000004058.

56 www.alzheimer-forschung.de/demenz/parkinson-demenz/ (abgerufen am 30.12.2024)

57 https://deutschesnetzwerkgedachtnisambulanzen.clubdesk.com

58 www.demenz-partner.de (abgerufen am 30.08.2024)

59 www.desideria.org/

60 www.deutsche-alzheimer.de/fileadmin/Alz/pdf/Urlaubsreisen_DAlzG.pdf (abgerufen am 05.09.2024)

61 www.deutsche-alzheimer.de/fileadmin/Alz/pdf/factsheets/infoblatt1_haeufigkeit_demenzerkrankungen_dalzg.pdf (abgerufen am 05.09.2024)

62 Draper B, Withall A (2016) Young onset dementia.InternMedJ46:779–786

63 Van De Veen, D., Bakker, C., Peetoom, K., Pijnenburg, Y., Papma, J., De Vugt, M., & Koopmans, R. (2021). An Integrative Literature Review on the Nomenclature and Definition of Dementia at a Young Age. *Journal of Alzheimer's Disease*, 83, 1891–1916. https://doi.org/10.3233/JAD-210458.

64 Pawlowski, M., Johnen, A., & Duning, T. (2020). [Young onset dementia]. *Der Nervenarzt*. https://doi.org/10.1007/s00115-020-00967-0.